肩、頭、腰、脖痛完全消除！

上班族痛點與疲勞根源一次找出，日本脊椎醫教你從體內放鬆的最強訣竅！

東京醫科大學
遠藤 健司 著
許郁文 譯

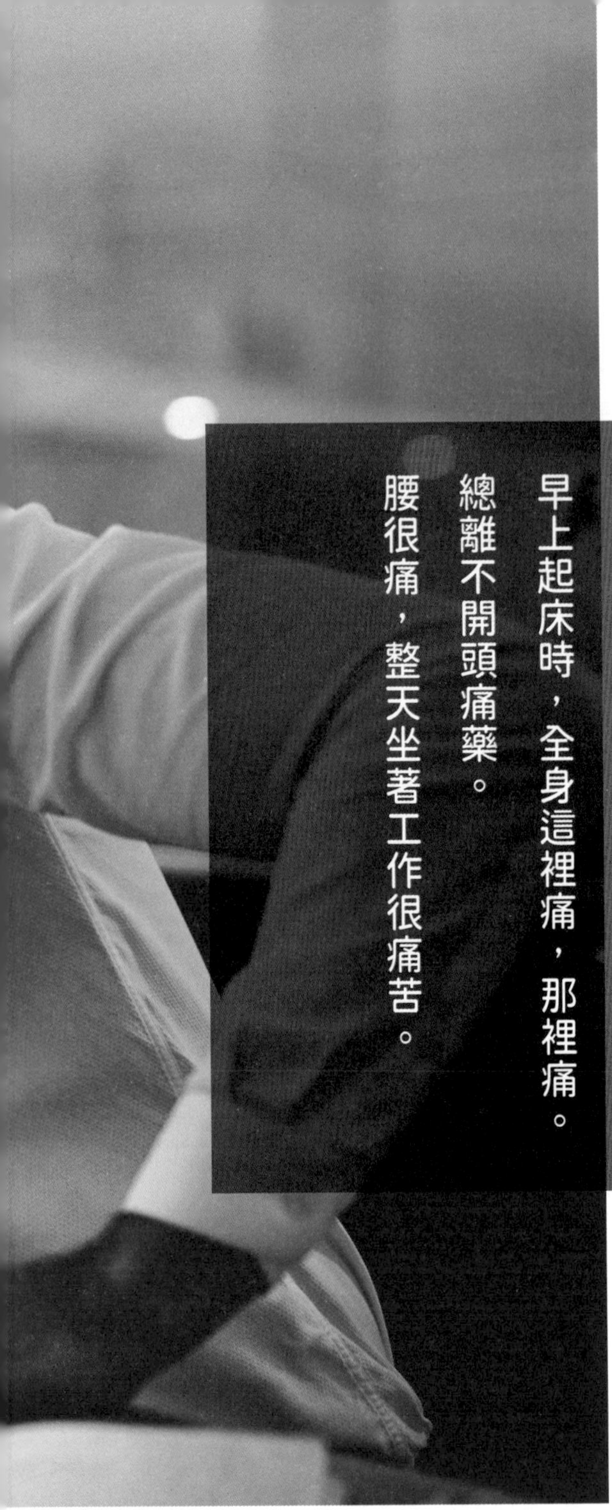

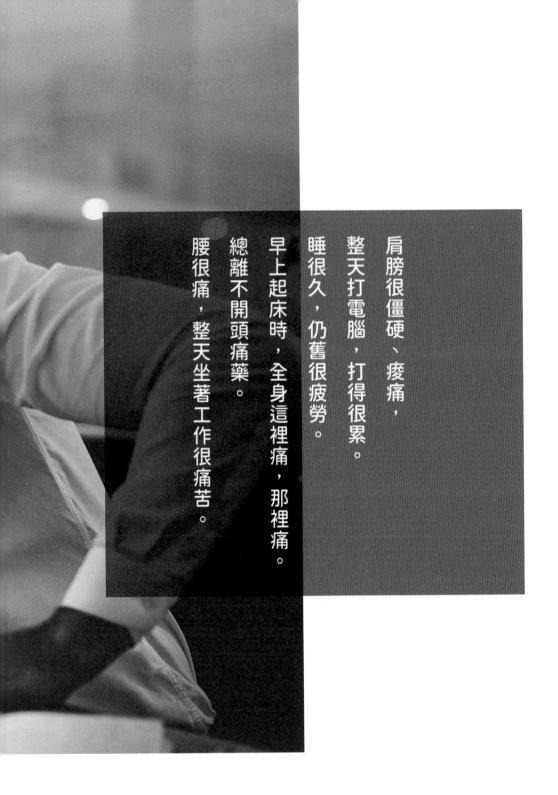

肩膀很僵硬、痠痛，

整天打電腦，打得很累。

睡很久，仍舊很疲勞。

早上起床時，全身這裡痛，那裡痛。

總離不開頭痛藥。

腰很痛，整天坐著工作很痛苦。

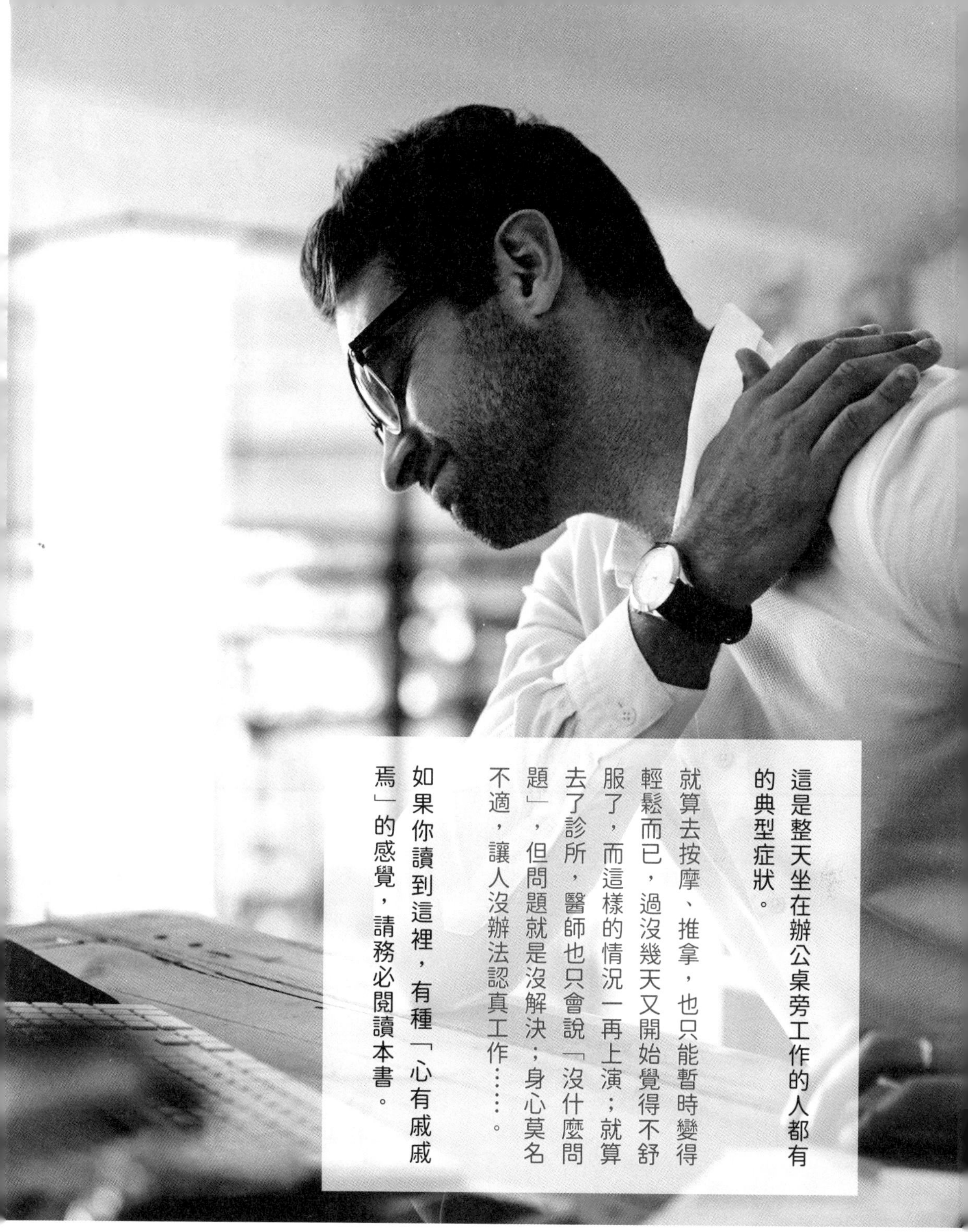

這是整天坐在辦公桌旁工作的人都有的典型症狀。

就算去按摩、推拿，也只能暫時變得輕鬆而已，過沒幾天又開始覺得不舒服了，而這樣的情況一再上演；就算去了診所，醫師也只會說「沒什麼問題」，但問題就是沒解決；身心莫名不適，讓人沒辦法認真工作……。

如果你讀到這裡，有種「心有戚戚焉」的感覺，請務必閱讀本書。

本書是根據**醫學實證**所寫，想幫助大家解決

肩膀痠痛

脖子痛

腰痛

頭痛

慢性疲勞

這些都是辦公室上班族常見的煩惱，書中介紹能讓每個人遠離疲勞，過著舒適生活的祕訣。

前言

有件事情想先請大家試試。請先讓自己的背部貼在牆壁上，然後站直身體。並盡可能讓以下這四個部位貼緊牆壁。

❶後腦杓
❷肩膀
❸屁股
❹腳跟

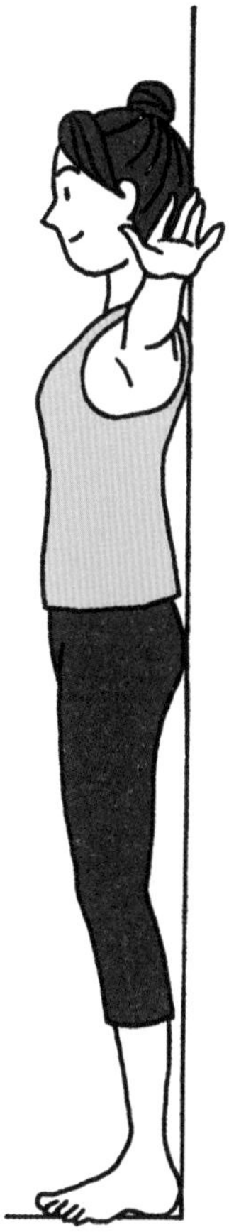

接著在這種狀態下，伸直雙手，讓手心保持向下，然後慢慢地抬起手臂。請試著慢慢地抬到輕鬆、不會覺得痛的高度。請問你的雙手能夠抬到多高呢？

這個測試能了解肩胛骨一帶的靈活度與肌肉的柔軟度。

也能一眼看出我們的肩膀有多麼僵硬。

假設水平是0度，那麼能將雙手抬到60度以上的人就沒有問題；**只能抬到45度~60度的人，代表肩胛骨一帶的肌肉有點僵硬，不太靈活，需要多注意。**

最需要注意的是，**抬不到45度的人。**

這代表**肩胛骨附近的肌肉十分僵硬。**

這類的人是不是一直被肩膀僵硬的問題困擾呢？

有些人可能沒有什麼自覺症狀，但其實肩胛骨周圍肌肉緊繃的情況相當普遍，同時也已成為了一大問題，這部分我們之後會再作進一步說明。

許多人可能都覺得自己沒問題，但其實「抬不到60度以上」的人絕不在少數。

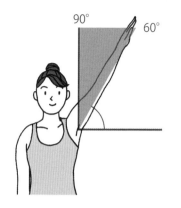

能抬到 60° 以上的人

沒有問題

肩胛骨附近的肌肉非常柔軟，肩胛骨也非常靈活。

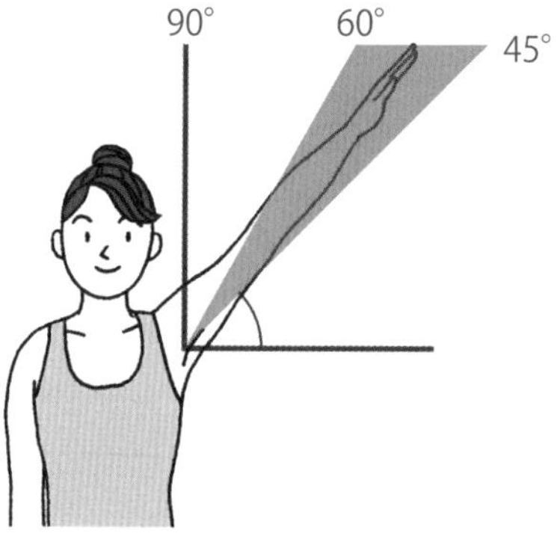

只能抬到 45°～60° 的人

肩胛骨的靈活度不佳

肩胛骨附近的肌肉有點僵硬，不太靈活。

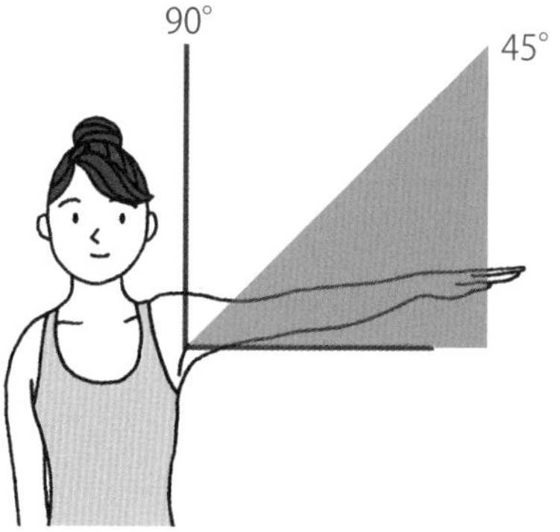

只能抬到 45° 以下的人

肩胛骨硬梆梆

肩胛骨一帶的肌肉十分僵硬。

大家實際嘗試後結果如何呢？

請不要小看肩膀僵硬這個問題。

肩膀僵硬除了與你的健康有關，更與你的工作表現息息相關。

．就算想努力，但一下子就覺得很累……

．工作很難進入狀況，再怎麼努力，進度也很慢，

．總是被截止日追著跑……

．從一開始就無心工作……

．再怎麼休息也無法消除身心的疲勞，總是很想睡覺……

．要上班的星期一只讓人覺得很痛苦……

如果你每天都有這樣的感覺，不是你的工作能力不好，或是沒有幹勁，很有可能只是因為脖子到骨盆這一帶的「背部不適」所造成的。

現代社會以辦公室工作為主流。

這裡所說的「辦公室工作」，是指一整天對著電腦工作的人，也包含一整天會坐著工作超過兩小時以上的人。

其實這種工作方式就是造成肩膀、脖子僵硬、疼痛，以及腰痛的原因。相關的細節會在後面的序章說明，但是簡單來說，肩膀僵硬、脖子疼痛、腰痛等會引起各種症狀。

比方說，「僵硬」這種不適感，或是「疼痛」這種痛苦的感覺。眾所周知，肩膀僵硬會造成頭痛，有時也會讓人想吐與頭昏眼花。除此之外，還有許多骨科、外科醫師覺得是常識，但許多人不知道的症狀。

如此恐怖的「僵硬」與「疼痛」

比方說，**無精打采、專注力、記憶力下滑、情緒不穩、失眠、眼睛疲勞、視**

線模糊這類症狀都是其中之一。**肩膀與腰部的「僵硬」或「疼痛」都會造成身心不適，進而影響工作表現。**

「有這麼誇張嗎？」或許大家會如此驚訝。

但這些都是「僵硬」或「疼痛」造成的典型症狀。

除此之外，如果一直坐視不理，控制我們身心的自律神經就會失常。之後亦有可能罹患自律神經失調症、憂鬱症這類心理疾病。

一旦內心變得不穩定，問題可不只是工作表現變得低落而已，甚至可能演變成無法繼續工作的嚴重狀況。

比方說，總覺得自己提不起勁，很疲倦；

覺得工作無趣，不想去公司，不想坐在座位上；

比平常更討厭某些同事的一言一行；

如果出現上述的狀態，也許大部分的人都只會覺得是因為自己「承受了過多壓力」。有些人可能會因此去心理診所求診，問題也可能就此解決。

不過，紓緩了身體的「僵硬」之後，「內心的疾病」也跟著煙消雲散的例子，同樣也很常見。

換言之，**是身體「僵硬」有時會被當成與這些問題無關的症狀**。

若覺得身體「僵硬」，就先從身體內部開始放鬆吧！

在以前，醫界都覺得肩膀僵硬或是腰痛是骨頭或關節的問題。

不過現在已經知道，「肌肉」之所以會緊繃，是因為囤積了水分和疲勞物質，造成肌肉水腫而導致的。

其實當我們透過揉捏的手法或是利用某些器具，從外部對肌肉的某一點施力時，肌肉反而會變得更僵硬，意思是，「症狀會更加惡化」。

這也就是去按摩或是使用一些按摩器具之後，過了一陣子，患部反而會變得更疼痛的原因。

為了避免這點，就**必須從身體內部紓緩肌肉。**

因此本書要根據醫學實證，介紹一些不會傷害肌肉，且可放鬆緊繃之處與消除水腫的訓練。

主要就是**「肩胛骨鬆開」伸展操、「骨盆鐘擺」體操、「靠牆背部伸展」運動**這三種訓練。每個人都能完成這些訓練，而且效果十分驚人。

此外，**為了讓這些訓練發揮最大功效，就需要先讓有問題的特定肌肉放鬆，使其更容易活動**，這是因為就算都有肩膀僵硬的問題，每個人有問題的肌肉都不盡相同。

本書將帶著大家找出造成「僵硬」或「疼痛」的肌肉，然後介紹讓肌肉變得靈活的「推壓紓緩」按摩。

此外，為了幫助大家進一步了解本書介紹的按摩與練習，特別為大家準備了影片。掃描與這些按摩或練習對應的 QR code，就能在智慧型手機上面瀏覽這些影片。

利用醫師設計的方法改變人生

在此要稍微介紹一下自己。

我從東京醫科大學畢業後，即擔任美國洛克斐勒大學、東京醫科大學茨城醫療中心的骨科外科主任醫師，目前則是該大學的副教授，主要研究脊椎、脊髓，撰寫相關的論文，以及在大學醫院診治患者。

為什麼我會撰寫與肩膀僵硬或腰痛的相關書籍呢？

理由有兩個。

第一個理由是，我自己也曾遭受肩膀僵硬與腰痛折磨。

這些經驗讓我深深明白，肩膀、脖子、腰部的疼痛有多麼痛苦，又會對工作造成多大的影響。

另一個理由是，許多上班族都有肩膀僵硬、腰痛的煩惱，卻都覺得這些煩惱「無藥可治」，只能選擇忍耐。

其實幾乎沒有人會因為「肩膀很僵硬，選擇去醫院一趟看看」吧，也有許多人覺得只要還在工作，肩膀僵硬就是一種職業傷害，只能學著去適應這種痛苦。

我們骨科外科醫師都知道該怎麼解除「肌肉僵硬」與「疼痛」的方法，也知道這些問題解決後，工作與人生會變得多麼美好。

但願透過本書讓那些無法去醫院治療肩膀、腰部的人得到一些知識，為社會盡一己之力。

內文也會提到，從人體的構造來看，辦公室生活非常不適合人體，換句話說，**辦公室作業其實是非常辛苦的工作方式。**

不過，利用本書介紹的方法來消除「肌肉僵硬」與「疼痛」，身心就會變得健康，也能過著樂觀、充實與活力滿滿的每一天。

為此，要請大家先做的一件事就是解決長期坐著造成的「肌肉僵硬」與「疼痛」。

希望本書能夠成為一本「健康與商業書籍」，每天照顧大家的健康，以及提升大家的工作表現，也希望大家能覺得這本書很有趣。

東京醫科大學副教授・醫師
遠藤健司

目錄

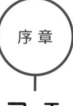

第2章

醫師傳授的最佳身體保養方法！利用正確的按摩技術調整身體狀況

第3章 立刻解決「僵硬」與「疼痛」的毛病！醫師設計的「肩胛骨鬆開」伸展操

第4章
在工作的時候也能立刻做！效果顯著的「工作表現提升訓練」

第5章
光是這樣就能稍微改變日常生活！消除「僵硬」與「疼痛」的8個祕訣

序章

不可不知！

「肌肉僵硬」與「疼痛」

對工作造成的三大風險

風險1 「肌肉僵硬」與「疼痛」會讓專注力、判斷力和幹勁下滑

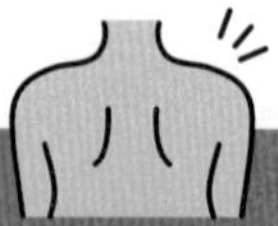

「前言」已經提過，「肌肉僵硬」與「疼痛」會對工作帶來不良影響。

話說回來，有些人可能還是會半信半疑地覺得「沒有肩膀僵硬或是腰痛的問題，工作的確比較順利，但是這些問題的影響真的那麼嚴重嗎？」

本章就要詳盡介紹肩膀、脖子、腰部的「僵硬」或「疼痛」有多麼可怕。

一開始先從對專注力、判斷力的影響開始說起，因為這些都是與工作產值直接相關的能力。

為什麼「僵硬」與「疼痛」會讓專注力下滑呢？

「僵硬」與「疼痛」究竟是如何影響我們的專注力或判斷力呢？

首先，肩膀、脖子、腰部會出現「僵硬」或「疼痛」的感覺，其實代表患部一直都處於肌肉痠痛的狀態。

如果這種情況一直持續，久而久之就會對負責感知痛覺的大腦產生影響。

意思是，**血清素這種在腦內阻斷疼痛物質作用的荷爾蒙會分泌不足。**

血清素是一種能消除壓力，讓我們放鬆的荷爾蒙。當大腦無法充分分泌血清素，身體就無法放鬆，會進入「緊繃」模式。

這也可以說是**「交感神經過於緊繃」**的狀態。

我們的身心是由自律神經這套系統控制才得以順利運作。

自律神經可分成交感神經與副交感神經；交感神經掌管緊張模式，副交感神經掌管放鬆模式。

當這兩者彼此協調與互補，身心才能長保健康。

可是當我們的肌肉發生「僵硬」或是「疼痛」，大腦就無法順利分泌出血清素，交感神經就會一直很活躍，這等於我們一直處在緊張模式。

要專心處理事物，當然需要一定程度的緊張感，所以交感神經若是不啟動，就無法專心。

但若交感神經一直很活躍，讓人持續緊繃，反而會無法有效集中注意力。這是因為只有當副交感神經正常且適度運作，身體得以放鬆，我們才會知道何時是需要特別專注的「關鍵時刻」。

換言之，慢性的「僵硬」與「疼痛」會讓「交感神經過度緊繃」，也會讓專注力下滑。一旦專注力下滑，判斷力也會隨之變得遲鈍。

肩膀一直很僵硬，脖子一直不舒服，腰部一直很痛……

如果長期對此坐視不理，專注力與判斷力就會衰退，工作表現當然也會直線下滑。

莫名的身心不適
很有可能是因為「僵硬」

另一方面，自律神經失調不只會讓專注力與判斷力衰退。

有的人會覺得身體就是感覺不太舒服，但又不到需要去醫院治療的程度。

比方說……

總是覺得很疲倦或是疲勞。

常常聽到別人說「你看起來很疲勞耶！」

很容易煩躁。

遇到一點小事就會很不安。

星期一常因爲身體不舒服而請假。

……諸如此類的症狀。

這些症狀會讓人對工作失去幹勁，或變得不想挑戰新事物……，造成這些症狀的原因當然有很多種。

接受檢查的話，有時還可能會發現一些重大疾病。

不過有些人明明健康檢查都沒有任何問題，也沒有出現什麼需要立刻到醫院接受治療的症狀，就是覺得身體不太舒服，此時就得懷疑這些症狀是不是自律神經紊亂所造成的。

從結果來說，自律神經失調會造成各種身心不適，換言之，剛剛列出的那些症狀都有可能是「僵硬」或「疼痛」造成的。

目前已知的是，如果一直坐在辦公桌前，沒有站起來走動，大腦就容易產生負面想法，心情也會陷入不安與恐慌。從生物學角度來看，這也許是動物讓自己遠離天敵的一種本能也說不定。

但可怕的是，大部分的人都不知道這些症狀與「僵硬」或「疼痛」有關。

就算覺得自己很容易疲勞，卻很少有人會去骨科或外科接受肩膀或腰部的治療。

如果覺得心情很容易煩躁、低落，或是容易焦慮不安，很多人都選擇去心理診所接受治療。**但其實在某些情形下，有些人的自律神經是因為「僵硬」或「疼痛」而引發紊亂，身心變得不適，但很少人知道真正的原因，也無法對症下藥。**

這才是真正的問題所在。

而就算針對每個症狀治療，只要沒解決「僵硬」或「疼痛」這類根本原因，自律神經就不會恢復正常。

更糟的是，若是置之不理，就會失去工作幹勁，最終罹患自律神經失調症、憂鬱症等這類心理疾病。

說到這裡，想必大家已經知道，不能再小看「肩膀僵硬」症狀，以為「肩膀僵硬」只是小病了吧。

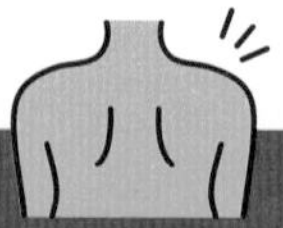

風險2 「僵硬」與「疼痛」
會讓睡眠品質變差

我們都知道自律神經＝交感神經＋副交感神經，而它們還扮演了其他重要角色。

剛剛提過，交感神經掌管緊張模式，副交感神經掌管放鬆模式。若以時段觀察它們的工作情況，會得到下列的結果：

交感神經主要於白天工作

副交感神經主要於晚上工作

想必不用我多說，大家都知道白天是活力十足的時間，晚上是放鬆睡覺的時間。

換言之，當交感神經與副交感神經失調，清醒與睡眠的狀態也會跟著失去平衡。

也就是會變得晚上睡不著覺，白天頭腦不夠清醒這種十分痛苦的狀態。

長期受「僵硬」與「疼痛」所苦的人，應該有不少人也有睡眠方面的問題才對。

如果覺得自己「睡得太淺」、「無法徹底消除疲勞」，有可能有「僵硬」與「疼痛」的問題。

比方說，「很難入睡的人」。

以及「聽到一點聲音就會醒過來，之後便很難再入睡的人」。

最後是「明明已經睡得很飽，卻還是覺得很疲勞的人」，而這也是不少人都有的感覺。

因為睡不好，所以白天很想睡，然後一邊打哈欠，一邊工作……這是很多人都有的煩惱。

如果你也覺得「為什麼自己的睡眠品質這麼差呢？」最好先懷疑自己有「僵硬」或「疼痛」的問題。

如果常常睡不好，當然沒有辦法做好工作啊。

長此下來，還會罹患各種疾病或是出現身體不適，如果身體早已經開始出現一些症狀，這些症狀也會更加惡化。

要想活力滿滿地生活，也為了保有優質的睡眠品質，就得解決「僵硬」與「疼痛」這些問題。

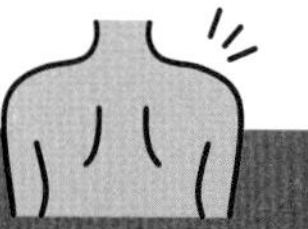

風險3 「僵硬」與「疼痛」也是慢性頭痛、眼睛疼痛的原因

「頭痛很惱人，害我離不開頭痛藥」

許多上班族都有這類問題對吧？

尤其有些人會在盡全力工作的時候頭痛，或是在被忙碌生活壓得喘不過氣的時候頭痛。

有些人則會在雨天或是氣壓變低的日子頭痛加劇。

■ 肩頸僵硬會造成頭痛

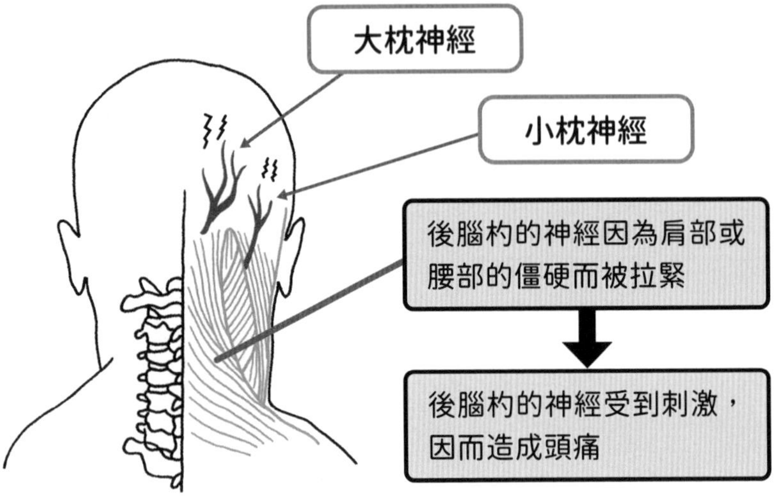
大枕神經
小枕神經
後腦杓的神經因為肩部或腰部的僵硬而被拉緊
後腦杓的神經受到刺激，因而造成頭痛

要是在事務繁忙時頭痛，那可就糟了。得一邊忍著頭痛，還要一邊工作，根本拿不出正常的工作表現。

許多人都覺得「只要頭不痛，一定能拿出更好的工作表現」，對吧？

這種讓許多上班族飽受折磨的頭痛，其實也是肩頸僵硬造成的典型症狀。

肩頸僵硬造成的頭痛主要分成兩種：

第一種是因為肌肉緊繃造成的

頭痛。

當肩頸變得僵硬，與肩頸相連的後腦杓肌肉就會變得緊繃。

如此一來，這部分的神經就會受到刺激，進而造成頭痛。

如上頁圖所示，若是這類型的頭痛，主要的痛點位於後腦杓，有時還會出現頭昏腦脹的暈眩感。

另一種則是**與自律神經有關的頭痛。**

當自律神經因為「僵硬」與「疼痛」而紊亂時，大腦就會對疼痛變得特別敏感。

如此一來，哪怕只是一點小小的刺激都會引起頭痛。

因為氣壓變化遽烈而引起的頭痛大概就屬於這種類型。由於這種頭痛的原因不是發炎，所以吃頭痛藥也沒用，這也是此種頭痛的特徵。

順帶一提，目前雖然還不知道氣壓的變化為什麼會讓身體出現不適，但在下雨之前或是氣壓變低的情況下，身體的確比較容易透過三半規管感受到疼痛，這個事實也已經得到證實。

■ 肩頸僵硬會造成眼睛疼痛

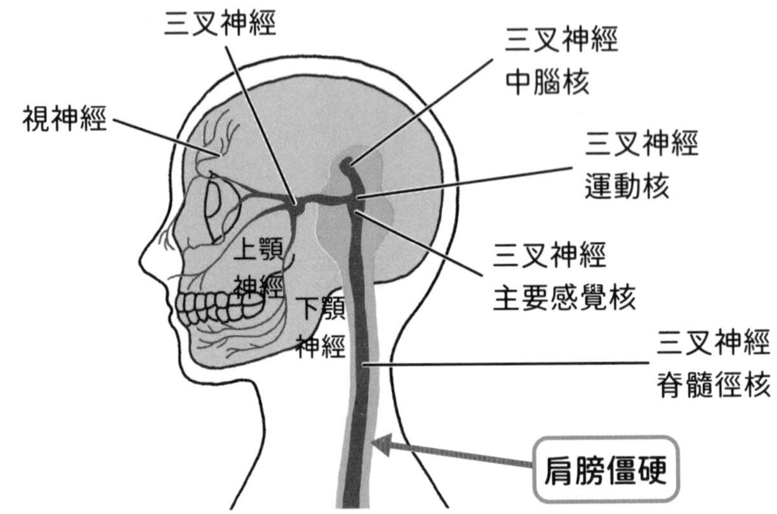

「僵硬」也會讓眼睛變得疲勞與疼痛

此外，肩頸的「僵硬」除了會引發頭痛，還會讓眼睛變得模糊、疲勞與疼痛。

當後腦杓的肌肉因為肩頸僵硬被拉緊，位於腦幹的前庭神經就會受到刺激，看東西的時候不容易聚焦；當視線跟著電腦的滑鼠游標移動，眼睛一下子就會覺得很疲勞。

此外，眼睛同樣會因氣壓的變化以及自律神經的失調而疼痛。

除此之外，肩頸僵硬還會讓脖子到頭部的神經受到刺激。

當這些刺激傳到眼睛的「三叉神經」，眼睛的深處就會出現疼痛。

由於這些症狀的原因不在眼睛，因此就算去眼科接受檢查，也查不出什麼毛病；就算點了眼藥水，效果也不彰。

此外，三叉神經也與下顎的神經相連。所以偶爾會看到因為肩頸僵硬導致牙齒咬合出現問題的病例。

讀到這裡，是不是有人開始意識到「說不定自己的××毛病，也是肩膀僵硬造成的」呢？

只要能妥善治療這些「僵硬」與「疼痛」，身體就會變好，專注力與工作表現也會跟著提升，現在想必大家已經能夠理解箇中緣由了。

老實說，「僵硬」與「疼痛」若是不太嚴重的話，大部分的人應該都能忍受，而實際上這樣的人也的確占大多數。

此外，前面也提過，有些人甚至沒有什麼自覺症狀。

不過，如果不趕快解決專注力下降、自律神經失調、失眠和頭痛等這類問題，就有可能小病變成大病。

「僵硬」與「疼痛」本身就是很惱人的毛病。

我也希望大家記住：這些毛病的影響其實非常深遠。

第1章

辦公室工作會製造「僵硬」與「疼痛」

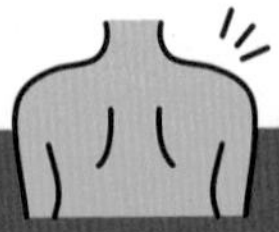

一直保持同樣的姿勢，肌肉就會變得僵硬

本章要進一步說明，辦公室工作是怎麼造成「僵硬」與「疼痛」的。

讀完本章之後，您就會知道自己的工作方式哪裡出了問題，也能知道該如何改善生活與工作表現。

在此先簡單說明一下出現「僵硬」或「疼痛」這類毛病的原因。

人體長時間不動
就會變得僵硬

雖然聽起來有點像是廢話，但人體本來就設計成能夠活動的構造。

除了人類之外，所有動物也都是如此。

我們和動物的身體構造，與樹木花草不同，不太適合一直站著，所以我們才會是「動」物。

想當然耳，人體的肌肉也是設計成：

「越動，狀態越好」的型態。

運動得當的肌肉就像是幫浦一般，可促進血液的排出與汲取。

營養與氧氣也會隨著血液的運送進入肌肉。

於此同時，肌肉的「疲勞物質（磷酸或是乳酸這類物質）」也會流出。

如此，肌肉可以變得很健康。

但是辦公室工作卻會讓我們的身體長時間維持著相同的姿勢，一動也不動。

當你坐在電腦前面工作時，你的手臂很少大幅甩動，也很少會走來走去吧。

簡單來說，辦公室工作會讓你不得不一直「保持相同的姿勢」，或是讓你做一些不適合動物身體構造的事情。

如果一直如此這樣下去，會發生什麼結果呢？

一直維持相同的姿勢就會陷入負面循環

一直保持相同的姿勢，肌肉就無法活動。

肌肉不動，讓血液流動的幫浦就會停止運作。

除此之外，一直不運動的肌肉會越來越僵硬，也會壓迫到血管。

血液循環當然會變差。

肌肉就無法吸收需要的氧氣與營養。

更糟的是，本該隨著血液排出的「疲勞物質」也會不斷囤積。

一旦「疲勞物質」囤積，就會開始覺得疲勞，之後更會出現「僵硬」或「疼痛」這類不適感。

以上的過程若是發生在肩膀部位，就會造成肩膀僵硬的問題；如果發生在脖子處，就會造成脖子僵硬、疼痛的毛病。若是發生在背肌或臀部這些骨盆附近的肌肉，就會造成腰痛。這些「疼痛」與受傷導致的不同，還會伴隨著「倦怠感」。

如果問題只有這樣，還算是小事；遺憾的是，情況會繼續惡化。

請大家看一下44頁的圖。

如圖所示，「僵硬」與「疼痛」會誘發「惡性循環」。

人體一覺得疼痛就會不自覺地緊繃。

感受到痠痛（也就是僵硬、疼痛）的肌肉也會變得更加緊繃。

■「僵硬」與「疼痛」的惡性循環

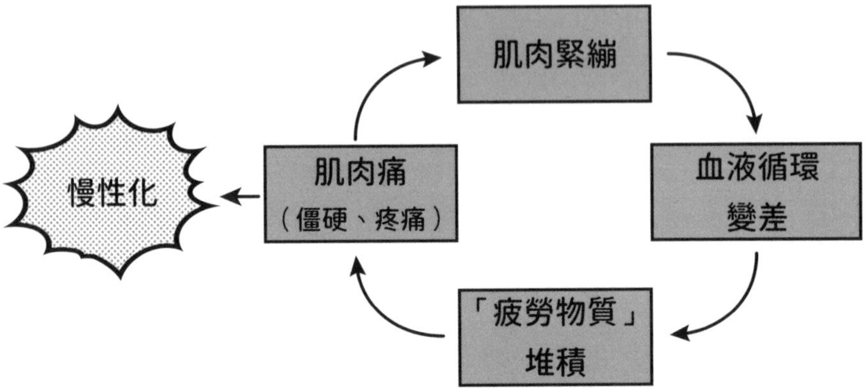

血管受到更大的壓力，血液循環也會變得更糟。

「疲勞物質」越積越多，肌肉便會更加地疼痛。

一旦覺得更加疼痛，肌肉又會更加緊繃……。

這就是所謂的惡性循環。

長期有「僵硬」或「疼痛」問題的人恐怕已經陷入這種惡性循環當中。

醫生之所以會把「要健康就要運動」這句話掛在嘴邊，就是這個道理。

儘管如此，活在現代社會的我們，

實在沒有什麼機會運動。

尤其是在辦公室工作的大家都得在工作中一直維持相同的姿勢。

這可是不容小覷的問題。

長時間保持相同的姿勢，讓肌肉沒機會運動的情況，在本書稱為「僵化」。「僵化」正是造成「僵硬」與「疼痛」的最大原因。

順帶一提，之所以會發生遠比肩膀僵硬嚴重、症狀更痛苦的「閃到腰」或是「落枕」，背後的原因都是一樣的。

姿勢良好的人也要注意

此外，**就算是「姿勢良好」的人，也要注意身體「僵化」這個問題。**

要預防「僵硬」或「疼痛」，最理想的方式就是保持正確的姿勢。如果一直彎腰駝背，會使肩膀變得更僵硬；至於讓坐骨傾斜、整個人攤在椅子上的坐姿，也會對腰部造成不良影響。

意思是，只要有「正確的姿勢」就能解決所有問題嗎？當然不是！**不管姿勢多麼正確，只要一直維持相同姿勢，還是會出現「僵化」的問題，**肌肉還是會僵硬。

所以就算姿勢正確，也要記得不時活動一下身體。

提醒自己每30分鐘動一下

「我已經知道一直不動不太好，但是多久不動才算不好呢？」應該也有人想知道這個答案吧。

就一般的標準而言，大概是30分鐘。

因為人只要一直不動持續了15～30分鐘，靜脈的血流量就會減少15～20%。

如果辦公室工作持續了30分鐘，就會因為「僵化」造成各種毛病，還請大家務必記住這點。

每個人的身體狀況都不同，有些人光是15分鐘沒有動一下，肩膀就會變得僵硬；所以若是從事辦公室工作的人，建議至少該每30分鐘讓身體活動一下。

定期活動身體也有益心理健康。

其實運動能讓心情變好，這件事也已經過醫學證實了。

目前已知的是，活動身體能讓肌肉釋放出「肌動蛋白」這種物質，而這個物質會刺激大腦，讓大腦釋放出被譽為幸福荷爾蒙的「多巴胺」，如此一來，心情就會變好。

眾所周知，跑馬拉松的時候，會進入「跑者高潮」這種心情極度愉悅的狀態；而活動身體跟跑馬拉松會產生同樣的效果。

至於該如何活動身體，將在後續的章節作進一步說明。

這裡是重點

光是30分鐘靜止不動，肌肉就會開始變得僵硬。

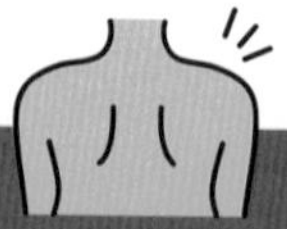

壓力會讓肩頸痠痛、腰痛變得更加嚴重

另一個不容忽視的元凶就是壓力。

剛剛提過，一直不動，保持相同的姿勢並不好；但有時候不同的心情可能會造成不同的毛病。

請大家試著思考下面的例子。

開會時一直坐著，完全不舉手發言的一小時，與一直坐著打電動打一個小時，感受到的「疼痛」是兩碼子事，對吧？

「如果是打電動的話，打幾個小時也不覺得肩膀會痠痛。」有些人甚至會這樣覺得對吧？（但一直不動還是壞習慣啦……）。

壓力會讓「僵硬」與「疼痛」變得更嚴重的理由

辦公室工作之所以會造成「僵硬」與「疼痛」，除了「一直不動」之外，還有工作壓力的問題。

但只要是工作，就難免有壓力。

承受壓力會發生什麼事情呢？

答案是交感神經會變得活躍，前面也已經提過很多次這件事。

換言之，身心進入「緊張模式」，肌肉就會容易緊繃、僵硬，血液循環也會因此變差。

此外，交感神經會越來越活躍，對「僵硬」與「疼痛」更加敏感。

所以一旦承受壓力，就會對「僵硬」與「疼痛」變得更加敏感。

一如序章所述，「僵硬」與「疼痛」會使自律神經變得紊亂，血清素分泌不足，反而更容易感受到壓力。

一旦自律神經變得紊亂，大腦就會對疼痛更加敏感，換言之，會讓痛感加劇。

這意味著「僵硬」、「疼痛」與壓力會互相影響。

「今天不完成這份文件不行」、「這個月的業績不太好看」、「部長又念了我一頓」……許多人每天都承受著這些壓力，同時還一直維持相同的姿勢，坐在電腦前面對吧？

想必大家至此已經明白，為何這樣的辦公室工作是對身心的一大負擔。

這裡是重點

工作壓力會讓人變得緊繃，也會讓「僵硬」與「疼痛」加劇。

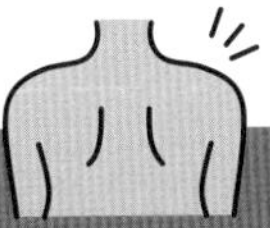

一直滑手機，頭的重量就會增加好幾倍

明明辦公室工作會造成身體的負擔，但近年來，除了坐在辦公桌前面工作之外，還多了一種讓「僵硬」與「疼痛」惡化的壞習慣。

那就是滑手機。

明明肩膀與脖子已經在工作的時候，承受了沉重的負荷，但仍有許多人在通勤與休息時間滑手機，導致肩頸變得更加痠痛了。

■ 使用智慧型手機時的脖子角度與負擔

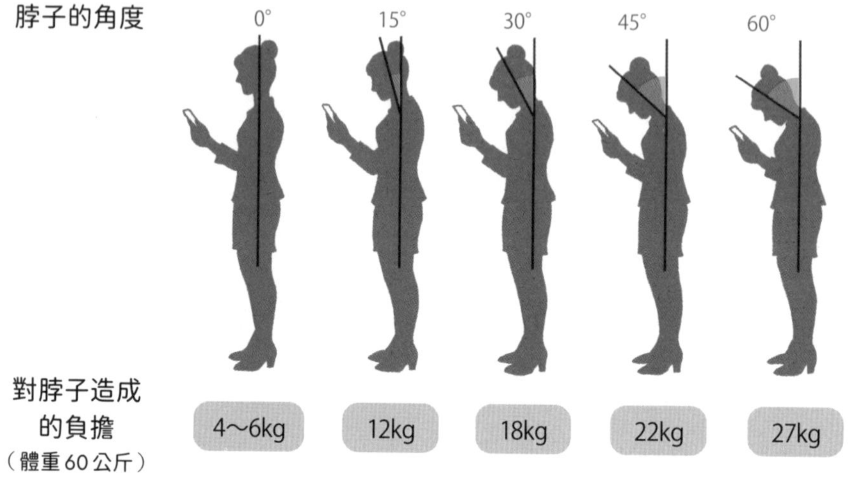

使用智慧型手機的時候，要特別注意脖子的角度

其實我們的頭部很重。一般認為，重量大概是體重的十分之一，所以一位體重六十公斤的人，頭部大概就有六公斤的重量。

為了撐住這麼重的大腦，脖子與肩膀承受了相當的負擔。

而且若採行某個姿勢還會加重這個負擔。

請大家看看上圖。

如圖所示，脖子承受的負重會隨著脖子的角度而改變。

想必大家一看就知道，當頭與脖子完全直立（呈現0度）時，脖子只承受了頭部原本的重量。

就算脖子只傾斜15度，頭部的重量也會突然增加一倍。

頭部的重量當然不會說增加就增加，說得更正確一點，是支撐頭部的脖子的負擔會增加一倍。

請大家想像一下單手抱持著球棒的情況。

如果像走進打擊區的選手鈴木一朗一樣，讓球棒直挺挺地立著，那麼手便不需要出太多力。

但是，一旦球棒稍微傾斜，手腕就要更用力握住球棒。

由此可知，當脖子傾斜（頭部偏離原本的位置），頭部壓在脖子上的重量就會改變。

當脖子的角度變成30度，頭部重量就會變成十八公斤，這已經是三倍左右的重量了。

到了60度之後，就是二十七公斤，差不多是頭部五倍的重量。

滑手機、玩遊戲時，30分鐘一下子就過去了。這意味著，我們是在脖子承受沉重負擔的情況下，讓自己一動也不動。

「烏龜頸」有什麼問題嗎？

像這樣長時間保持身體前傾的姿勢，就會造成「烏龜頸」這個毛病。

這種因為滑手機而造成的「烏龜頸」，最近常常被拿出來討論。所謂的烏龜頸是指，本該維持緩和弧度的頸骨變得直挺挺的毛病，想必許多人都聽過這個毛病才對，但意外的是，很多人不知道為什麼頸骨變直不好。

關於這點，看圖應該就會知道。請大家看下一頁的圖，比較一下弧度正常的脖子與烏龜頸的差異。

■ 辦公室工作常見的烏龜頸

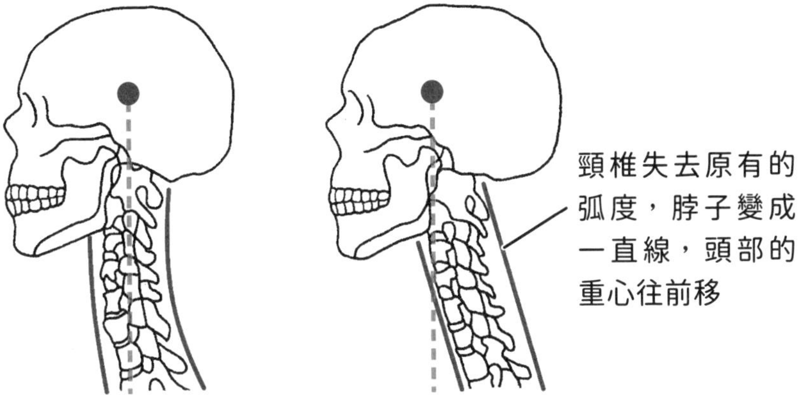
頸椎失去原有的弧度，脖子變成一直線，頭部的重心往前移
重心
重心
正常弧度
烏龜頸

烏龜頸會對肩頸造成負擔

弧度正常的脖子能從正下方穩穩撐住頭部的重量，但是從圖中可以發現，烏龜頸似乎撐得「很吃力」。

就上圖來看，頭部重心位於不穩定的位置，好像隨時要往下掉或是往前滾般。

比起弧度正常的脖子，烏龜頸的可是承受了相當大的負擔。

只有骨頭是無法撐起頭部的，必須靠其他的部位才能支撐起來。

此時會跟著出力的是脖子的肌肉與肩膀的肌肉。

一旦變成烏龜頸，肩頸的肌肉就得多出力，才能撐得住頭部的重量，所以會變得更「僵硬」與「疼痛」。

這就是問題所在。

一旦烏龜頸持續惡化，當身體前傾時，頸骨有可能朝反方向彎曲。

除了長期在辦公室工作與沉迷智慧型手機之外，年齡增長或是受傷都有可能造成這種現象，嚴重時，頭部甚至會往前垂。

想必大家已經知道，烏龜頸有多麼嚴重，以及為什麼不能放任烏龜頸惡化的理由了吧？

這裡是重點

身體前傾的姿勢會讓烏龜頸惡化，且肩頸痠痛變得更糟糕。

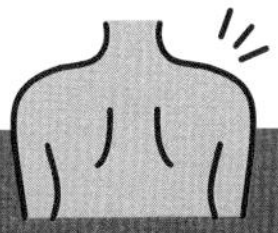

姿勢與腰痛息息相關

長時間坐著不動的辦公室工作除了會對肩頸造成影響外，也會造成腰痛。腰痛可說是辦公室工作的「職業病」之一。基本上，會在腰部附近發作的毛病，與在肩頸發作的毛病差不多。

長時間坐在辦公桌旁工作的人，最常出現骨盆向後傾斜，攤坐在椅子上的姿勢，這種姿勢又稱為「骶坐」。

請大家看一看下一頁的圖，大家或許會覺得這種坐姿「很放鬆」，但這種坐

■ 骶坐

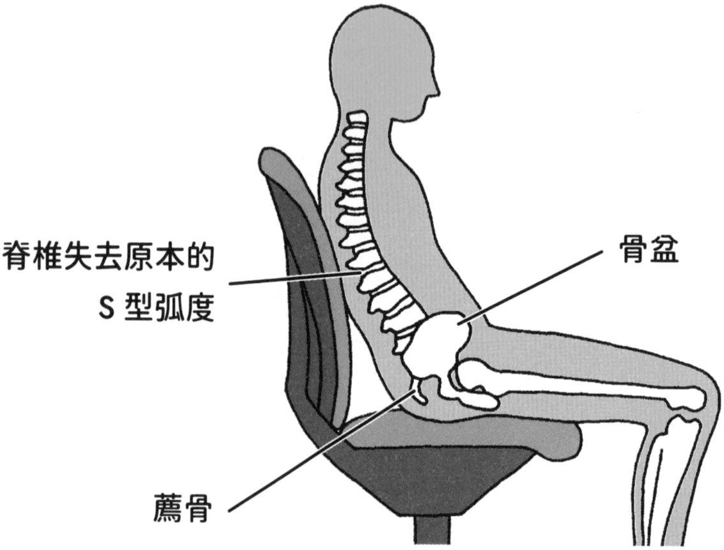

姿會對脊椎造成相當的負擔。

一旦維持骶坐這種坐姿，脊椎就會失去原有的緩和弧度，這與身體前傾會變成烏龜頸是一樣的道理。

脊椎這種狀態稱為「平背症候群」。

一旦罹患平背症候群，背部、腰部與臀部就會為了撐住上半身的重量而變得更加緊繃。

所以會出現腰痛毛病。

就算伸展背肌，只要長時間不動，腰部肌肉還是會變得僵硬

另一方面，強逼自己維持「正確姿勢」也不一定就沒問題。

坐直，讓背肌伸展當然不是壞事。

但是，一直維持這個「正確姿勢」，背部與臀部的肌肉也會越來越僵硬。

一旦情況惡化，就會出現與「平背症候群」相反的「骨盆前傾」。

此時脊椎一樣會形成不自然的狀態，所以還是會造成「僵硬」與「疼痛」。

其實脊椎本來就是能隨時變形的構造。在運動或是做粗活的時候，我們除了會用到手部與腳部，脊椎也會彎曲或是伸直。

辦公室工作會讓身體失去這些自然的動作，脊椎也會長時間維持相同的形態，身體當然會出毛病。

這一章已經詳盡說明了辦公室工作造成「僵硬」與「疼痛」的原因。

或許有人會擔心「辦公室工作居然對身體影響這麼大」，但其實只要知道原因，就能找到對策。

請大家繼續閱讀本書，就能找到解決你「僵硬」與「疼痛」的方法。

從下一章開始將要帶著大家了解自己的哪些肌肉會變得僵硬，以及介紹我自創的「推壓紓緩」按摩，幫助大家鬆開這些肌肉。

這裡是重點

一直坐著不動的工作方式會對肩頸與腰部造成不良影響。

第 1 章　總結

- 肌肉一直不活動就會變得僵硬。辦公室工作這種「僵化」的工作方式會讓肌肉變得「僵硬」與「疼痛」。
- 「壓力」會讓人緊繃，會讓人對「僵硬」與「疼痛」更加敏感。
- 滑手機的姿勢會讓頭部的重量多出好幾倍。
- 「烏龜頸」、「平背症候群」會讓肩頸痠痛與腰痛加劇。

第2章

利用正確的按摩技術調整身體狀況

醫師傳授的最佳身體保養方法！

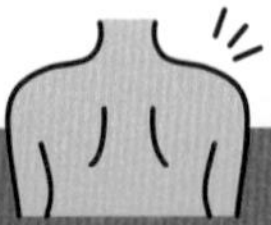

按摩不是「揉開」，而是「推壓紓緩」

到目前為止，已經清楚地介紹了辦公室工作造成肩膀「僵硬」與「疼痛」的原因。

本章接下來要說明各種預防身體「僵化」的練習，然而，**想要讓這些練習更有效果，就要先消除患部肌肉的水腫，讓肌肉能夠更靈活地運動。**

為此，第二章要介紹我設計的「推壓紓緩」按摩法。

大部分的人聽到「按摩」就會想到要把「肌肉揉開」，也就是透過外力讓肌肉變軟的意思。

但其實用力揉開僵硬的肌肉反而會弄巧成拙，因為我們對肌肉施加了壓力，會讓「僵硬」與「疼痛」惡化，甚至會讓這些毛病成為慢性病，這也是醫界的常識。

肩膀僵硬不能揉！

的確，用力按壓肩膀或是腰部疼痛的部分會很舒服，也有可能會暫時覺得「很放鬆」。

但其實太用力按壓肌肉可能會造成內出血，肌肉也會因此受傷。

有時候在按摩的隔天會覺得「肌肉疼痛」就是因為肌肉受傷了。

受傷的肌肉當然會癒合，但此時肌肉會開始「纖維化」，這些癒合的肌肉就會變成硬硬的「結痂」；這跟燙傷之後，會留下「蟹足腫」這種疤痕是一樣的道理。

也就是太用力揉捏或搥打會讓肌肉受傷，等到癒合之後，就會變成更堅硬的肌肉。一旦肌肉變硬，便會更加地壓迫血管，血液循環就變得更糟了。

有些人長期感覺肩膀很僵硬，也常常去按摩，卻一直不見改善（慢性化），甚至覺得肩膀變得更僵硬了，然後就會想要更加用力地按摩。

這就是想用力揉開肌肉，卻適得其反的結果。

所以，我們接下來要介紹的按摩方式，是與「揉開肌肉」完全相反的方法。

也就是**順著肌肉的纖維推出肌肉裡的「疲勞物質」。所謂的「順著推出」就是併攏手指，朝固定的方向用力滑推患部的意思。**

這種方式除了能推出疲勞物質，也能讓肌肉排出多餘的水分。

此外，還能讓身體組織之間的「筋膜」排出多餘的水分。筋膜這部分也會在下一節進一步介紹。

排出多餘的水分，讓肌肉的收縮（位移性）變得順暢，是非常重要的一件事。

如果之前一直透過自己的方式按壓僵硬的肌肉，不妨試試這套「推壓紓緩」按摩。希望大家能在時間較為充足的假日或晚上試試看。

此外，每個人的「僵硬」或「疼痛」不一定相同。**我們必須根據出毛病的肌肉，選擇最適當的按摩方式，因為要治療的肌肉因人而異。**

接下來將介紹各種症狀的按摩方式。

這些方式都不難，只要針對「僵硬」與「疼痛」的症狀，了解需要治療的部位（肌肉），就一定能見到效果。

這裡是重點

肩膀僵硬、腰痛不能硬揉，也不能用力搥打，否則肌肉會變得更僵硬。

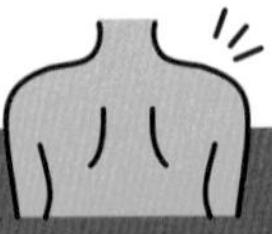

與「僵硬」、「疼痛」密切相關的身體組織「筋膜」是什麼？

在實踐本章介紹的「推壓紓緩」按摩之前，有個小知識希望大家先了解。

那就是了解「筋膜」這個人體組織，以及它所扮演的角色。

所謂的筋膜，是指環繞在肌肉周圍的「鬆弛」組織。

舉凡皮膚與肌肉之間、肌肉與肌肉之間、肌肉與肌腱之間，都塞滿了筋膜。

由於筋膜是「鬆弛」的組織，所以肌肉才能靈活運動。

一旦血液循環變差，肌肉就會僵硬。這點已在前面多次提及了。

■ **筋膜的示意圖**

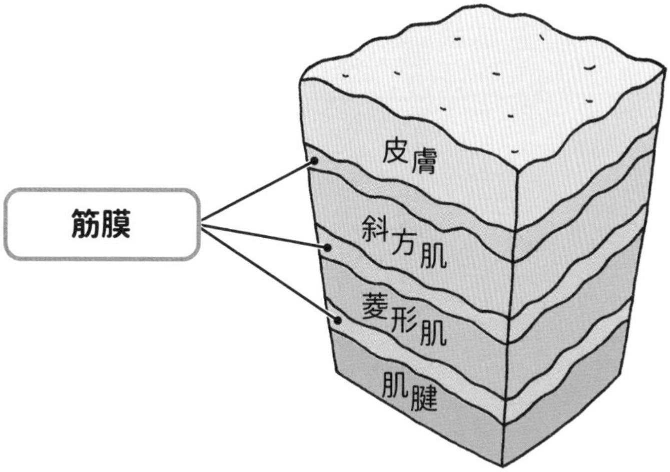

但如果要再說得更詳盡一點，那就是除了肌肉變得僵硬之外，連肌肉周圍的筋膜都會變硬。

血液循環一旦變差，原本該流動的水分就會聚積凝滯，筋膜也會因而「浮腫」，也就是所謂的水腫。

筋膜是含有水分的「鬆弛」組織，負責作為肌肉運動之際的「潤滑油」。

不過，若筋膜水分過多，變得浮腫，反而會阻礙肌肉運動，導致肌肉僵硬。

筋膜變得浮腫，就更容易覺得「僵硬」與「疼痛」

最近的研究還指出，筋膜與「僵硬」或「疼痛」之間也是密切相關。

這些研究告訴我們，筋膜一旦浮腫，人體似乎就更容易覺得「僵硬」或「疼痛」。

換言之，那些令人不適的「僵硬」與「疼痛」是：

- **筋膜變得浮腫，導致肌肉變得不靈活的結果。**
- **與此同時，筋膜變得浮腫後，我們也會強烈感受到「僵硬」與「疼痛」。**

而接下來介紹的「推壓紓緩」按摩，能夠有效地解決筋膜的浮腫問題。

所以在進行「推壓紓緩」按摩時，請務必告訴自己「我正在推出積累於筋膜中的多餘水分」。

還請大家記得身體有個負責「鬆弛」的組織，與其和「僵硬」、「疼痛」密切相關這件事情。

知道「筋膜」的存在，按摩就能事半功倍。

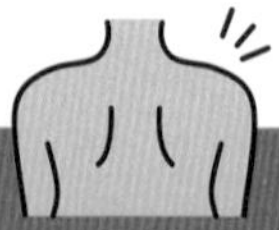

「推壓紓緩」按摩的重點

說到「僵硬」或是「疼痛」，其實每個人的僵硬或疼痛的部位都不盡相同。

當身體的姿勢「僵化」，造成身體某些肌肉的血液循環不良時，這些肌肉就有可能會疼痛或是不舒服。

必須正確地找到患部，按摩才能發揮出果效。接下來要根據不同的症狀說明哪些肌肉（也有可能不是肌肉的問題）有可能會出現毛病，又該以何種按摩方式來解決。

話說回來，不管要治療的是哪個部位的肌肉，思維都是相同的。

①了解要治療的肌肉是哪裡（這部分會以圖解的方式說明，請試著想像這些肌肉位於身體的何處，又是呈現什麼樣的形狀）。
②透過按摩推壓，消除肌肉周遭的水腫（讓手指併攏，朝固定的方向推壓）。
如此一來，肌肉就會變得比較靈活。

就是分成上述這兩種階段來進行。

此外，若能搭配第三章之後介紹的伸展操或是練習，效果將更加顯著。

「推壓紓緩」按摩要在能感知到痛感的姿勢之下進行

推壓紓緩的重點在於一邊伸展患部的肌肉，一邊按摩。

接下來會針對不同的患部，說明伸展的方式。比方說，頭向右側傾倒，脖子到肩膀這一帶就會疼痛的人，代表左側的斜方肌很僵硬。

因為頭部傾斜會讓僵硬的斜方肌被拉開，因此會產生痛感。

所謂「一邊伸展肌肉，一邊進行推壓按摩」就是要在會出現這種疼痛的姿勢下推壓患部的肌肉。

或許大家會想要用力按壓僵硬的部位，但千萬別這麼做。

我們要做的僅僅就只是要順著肌肉的纖維按摩，讓肌肉、筋膜的「疲勞物質」與多餘的水分排出，且血液循環變好而已。

在可活動的範圍內，以「有點痛、有點舒服」的力道按摩即可。請大家務必記得，之後介紹的各種按摩方式都要維持這個力道。

此外，推壓患部的次數只需要五次；太多次會讓患部腫起來，之後也有可能會變得更痛。

先消除肩胛骨周邊肌肉的水腫

從下一節開始將介紹疼痛的各種模式，請大家先確認自己是哪一種疼痛情況，有些人可能會同時符合多種。

讓我們從最常見的情況著手，也就是肩胛骨周邊肌肉僵硬的情況（模式①～③）。

請大家回想一下本書於開頭介紹的肩膀僵硬度測試。

應該有不少人都無法將手臂抬高到60度以上吧。

沒辦法完整抬高手臂的人，**有可能是「棘上肌」、「棘下肌」、「小圓肌」、「肩胛下肌」其中一條肌肉出問題。**這些肌肉都屬於被稱為「旋轉肌袖」的肩胛骨周邊肌肉。

先了解你的肩膀僵硬源自哪條肌肉；接著一邊伸展那條肌肉，一邊進行「推壓紓緩」按摩，消除肌肉的水腫。

模式④之後，則會開始由上而下檢查脖子、肩膀、腰部的疼痛。

下一節就為大家開始具體介紹按摩的方法。

這裡是重點

了解自己的「僵硬」與「疼痛」來自哪一條肌肉非常重要。

模式①

手臂水平往上抬就會疼痛

手臂抬到水平高度就會疼痛的人，
代表「棘上肌」變得僵硬或水腫

可觀賞影片！

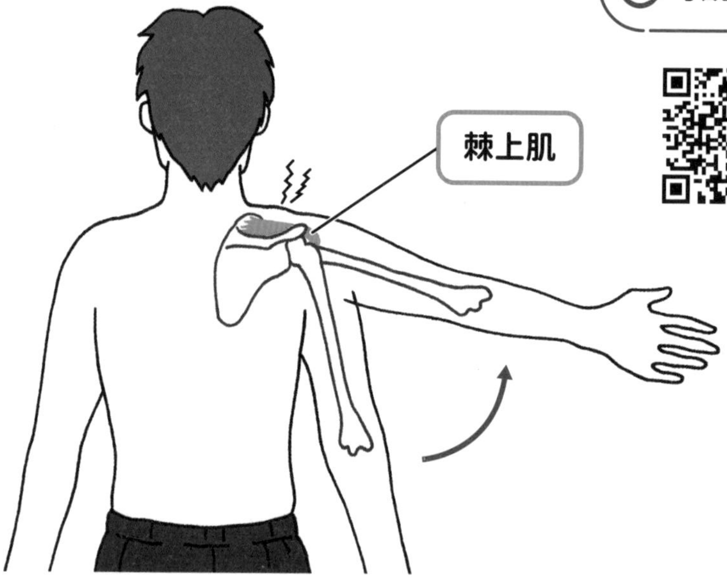

■ 棘上肌的按摩方式

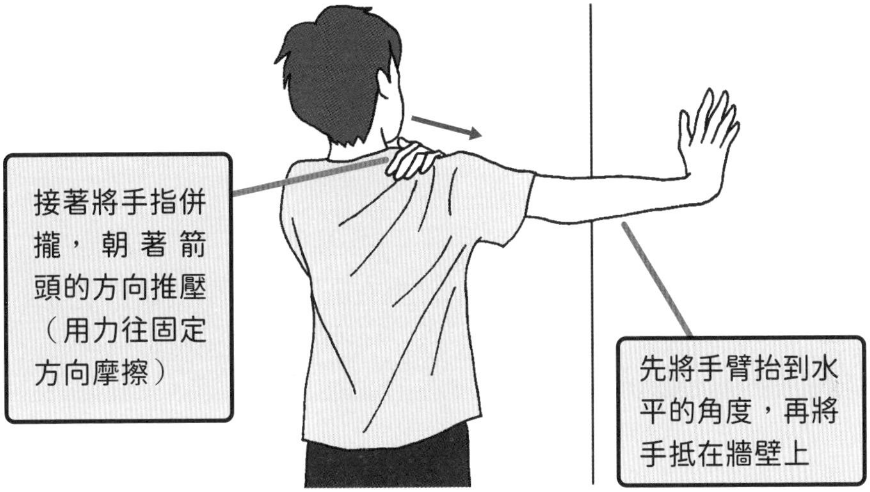
接著將手指併攏，朝著箭頭的方向推壓（用力往固定方向摩擦）
先將手臂抬到水平的角度，再將手抵在牆壁上

「推壓紓緩」按摩的方法

棘上肌主要是讓手臂向外張開的肌肉，與所有需要抬高手臂的動作有關。

在按摩之前，先參考前一頁的圖，然後讓另一側的手指併攏，從脖子根部往手臂根部的方向推壓（用力摩擦）。

讓手臂抬高到會覺得痛的位置，然後將手抵住牆壁，一邊伸展患部，一邊按摩，效果更佳。

模式②

先收緊腋下，再讓手臂往左右動就會痛

在收緊腋下的狀態下，讓手臂往外擴張，結果前面會覺得痛的話，代表「肩胛下肌」僵硬；如果往內旋轉，後面會覺得痛的話，代表「棘下肌」僵硬

可觀賞影片！

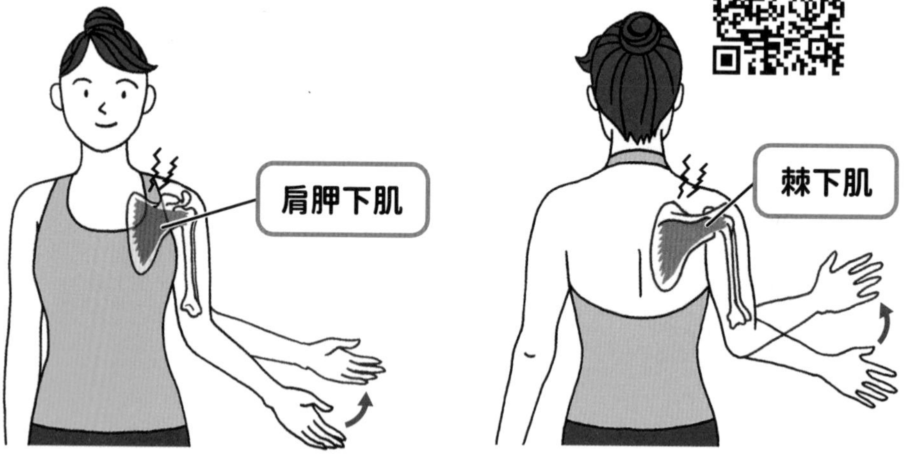

■ 肩胛下肌與棘下肌的按摩方式

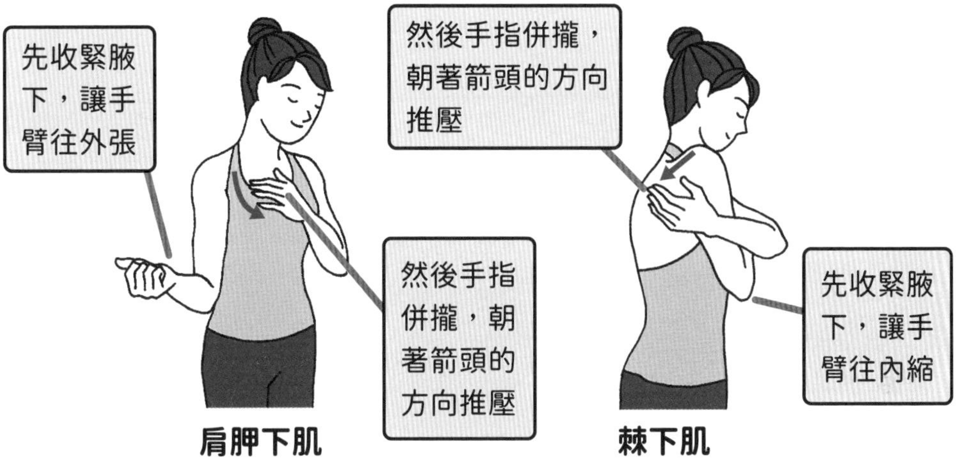
先收緊腋下，讓手臂往外張
然後手指併攏，朝著箭頭的方向推壓
肩胛下肌
然後手指併攏，朝著箭頭的方向推壓
先收緊腋下，讓手臂往內縮
棘下肌

「推壓」按摩的方法

將腋下收緊，讓手臂如同畫圓弧般左右移動。如果會覺得疼痛，就固定在會痛的姿勢，再將另一側的手指併攏，然後依照上圖，朝箭頭方向推壓。

如果將手臂往外張的時候，前面會覺得痛，就推壓肩胛下肌；如果手臂往內縮，後面會疼痛，就推壓棘下肌。

由於患部位於身體深處，所以要稍微用力推壓喔。

如果觸碰不到患部，可請家人幫忙或是放顆網球在地上，然後躺在網球上面，以滾動方式推壓患部。

模式③

抬起手肘，旋轉手臂就會痛

抬起手肘之後，如果手臂往後旋轉會覺得疼痛，代表肩胛下肌僵硬；往前旋轉時會痛，代表位於肩膀後面的「棘下肌」與「小圓肌」已變得僵硬

可觀賞影片！

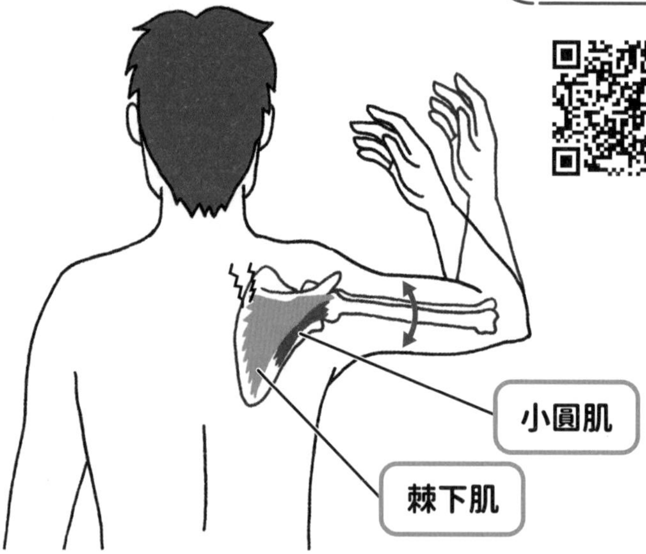

■ **肩胛下肌、小圓肌、棘下肌的按摩**

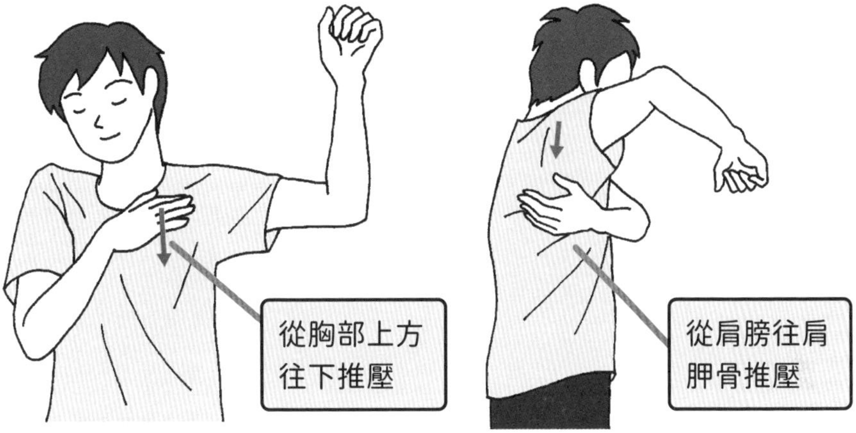

肩胛下肌　　**小圓肌、棘下肌**

「推壓紓緩」按摩的方法

肩胛下肌僵硬的人可先將手肘往上抬，再讓手臂往後轉，然後在覺得痛的位置固定姿勢，藉此拉展患部，然後再從胸部上方往下推壓。

小圓肌、棘下肌僵硬的人可先抬高手肘，讓手臂往前旋轉，接著在覺得痛的位置固定住姿勢，再從肩峰處往肩胛骨推壓。

如果沒辦法按摩到背部的中央處，可拜託家人幫忙，或是在地面上放顆網球，然後躺在上面，前後移動身體，以便網球滾動。

模式④

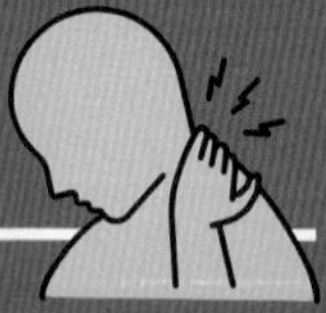

頭往下低，
再往左右兩側倒就會痛

做這個動作會覺得痛的人，代表脖子根部到肩胛骨的「斜方肌」僵硬了

▶ 可觀賞影片！

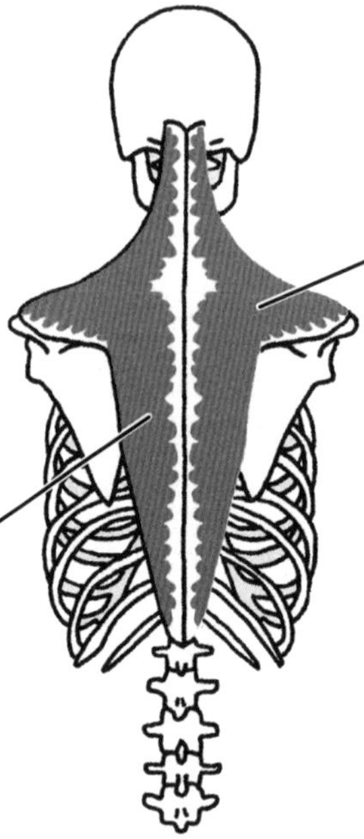

斜方肌分布在脖子、肩膀與背部，主要的功能是讓頭往上抬（撐住頭）

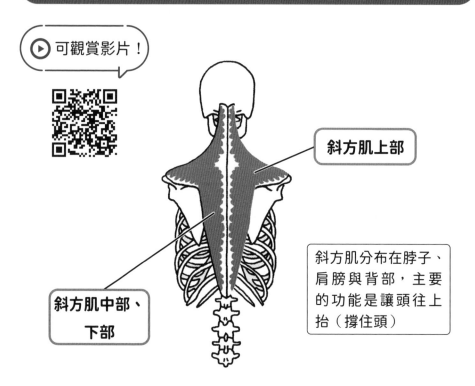

■ 斜方肌上部的按摩

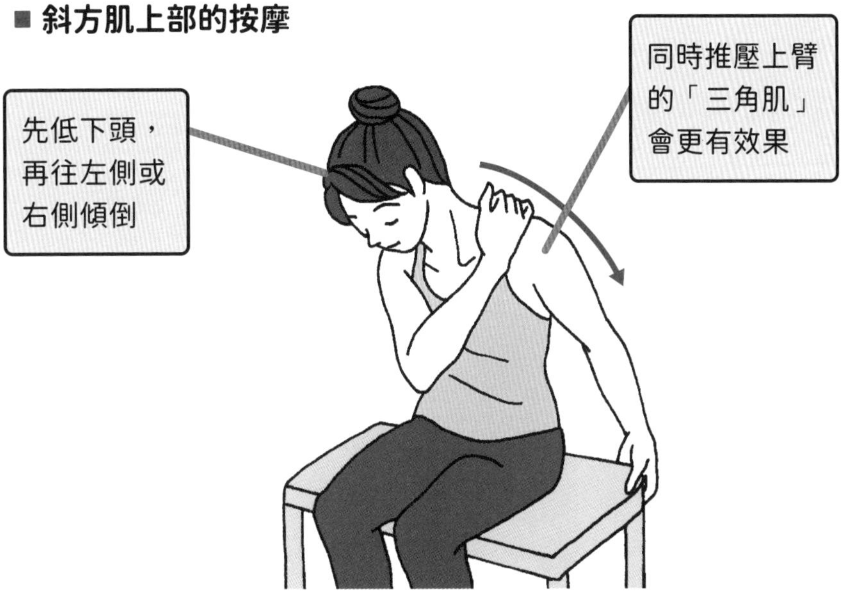
先低下頭，
再往左側或
右側傾倒
同時推壓上臂
的「三角肌」
會更有效果

「推壓紓緩」按摩的方法

從脖子到肩膀的肌肉屬於斜方肌上半部的肌肉，可讓手指併攏，再用指腹推壓肩膀到肩峰的肌肉。

若是按不到位於肩胛骨內側的斜方肌中部，以及位於脊椎兩側的斜方肌下部，可請家人幫忙。這部位亦要從內側推向外側。

此外，不管推壓哪部分的肌肉，都要先低頭，接著讓頭往左側或右側傾倒，在肌肉拉展的狀況下按摩。

模式⑤

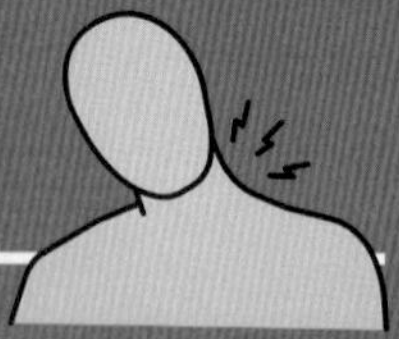

頭往左右轉會感到疼痛

有這類疼痛的人代表著從後腦杓到肩胛骨的「提肩胛肌」僵硬

可觀賞影片！

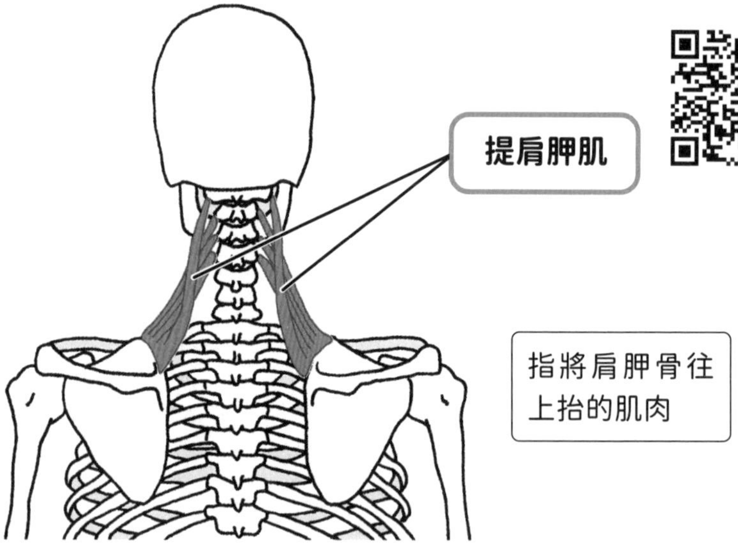

■ 提肩胛肌的按摩

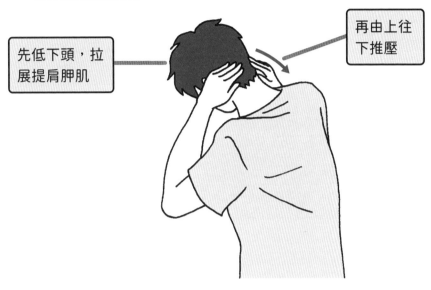

「推壓紓緩」按摩的方法

低頭拉展提肩胛肌，再由上而下推壓脖子後方的肌肉。

此時要讓手指併攏，仿照一塊板子般地按摩。

也可以用網球由上往下滾動推壓這部分的肌肉。

推壓時，請留意位於肩胛骨與脖子之間的提肩胛肌。

模式⑥

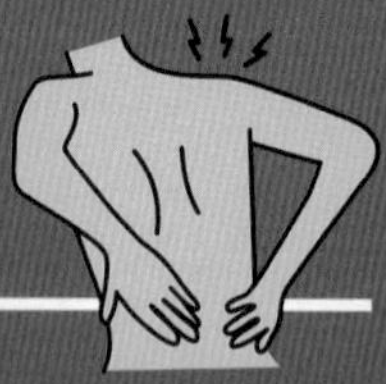

身體前傾，背部就會痛

身體前傾，背部就會感覺疼痛的人，代表脊椎兩側的「豎脊肌」僵硬

可觀賞影片！

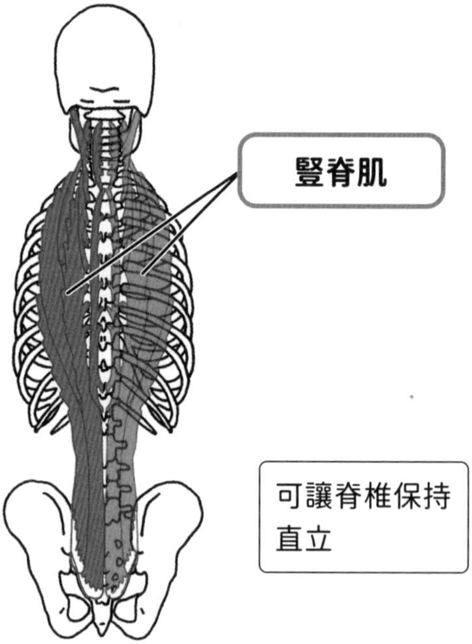

■ 豎脊肌的按摩

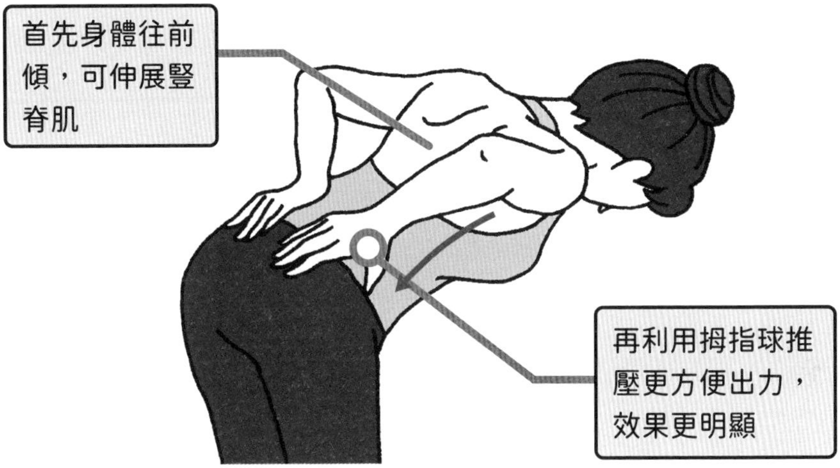
首先身體往前傾，可伸展豎脊肌
再利用拇指球推壓更方便出力，效果更明顯

「推壓紓緩」按摩的方法

身體前傾就能拉展豎脊肌。在會覺得痛的位置固定住姿勢，再從背部的正中央往腰部、臀部推壓。

一邊利用拇指球（拇指根部的隆起構造）用力摩擦背部到臀部，一邊想像消除水腫的感覺。

模式 ⑦

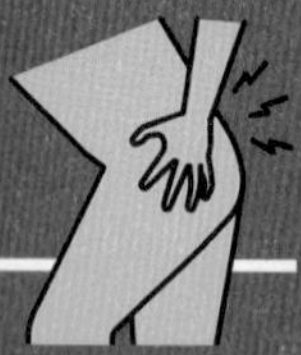

身體前傾，臀部就痛

代表讓屁股隆起的「臀大肌」這塊大肌肉僵硬

可觀賞影片！

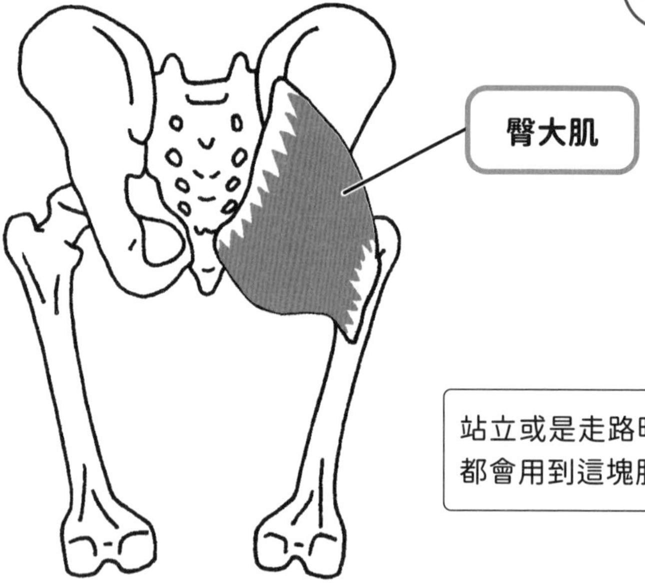

站立或是走路時，
都會用到這塊肌肉

■ 臀大肌的按摩

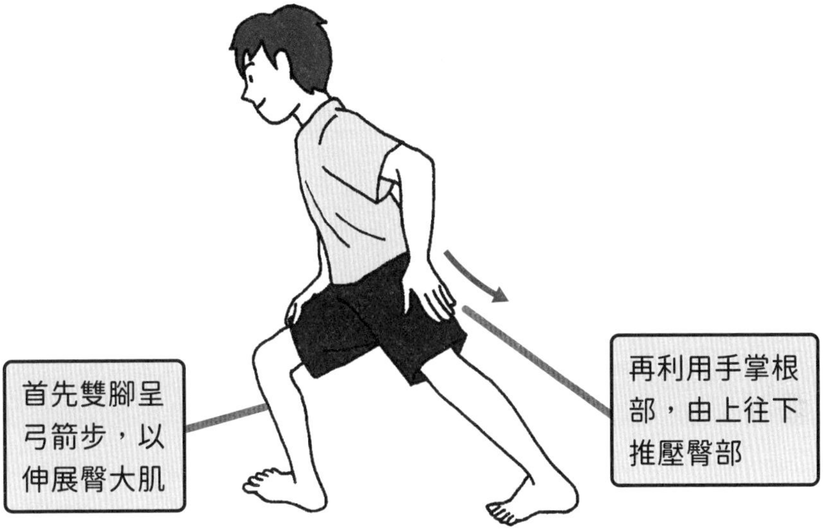
首先雙腳呈
弓箭步，以
伸展臀大肌
再利用手掌根
部，由上往下
推壓臀部

「推壓紓緩」按摩的方法

雙腳呈弓箭步，讓身體往前傾，一邊伸展臀大肌，一邊用手掌的根部由上往下推壓。

如果不知道這塊肌肉在哪裡，可先以臀部出力，就會發現這塊肌肉隆起。找到位置之後，再放鬆肌肉，然後按摩。

如果覺得皮下脂肪太厚，「按不到肌肉的話」，可利用網球深層按摩。

模式⑧

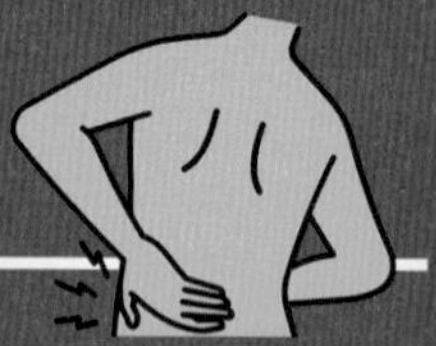

讓上半身往左右傾倒，側腹會痛

上半身若往左右傾倒時會痛的話，代表側腹的「腹斜肌」僵硬

可觀賞影片！

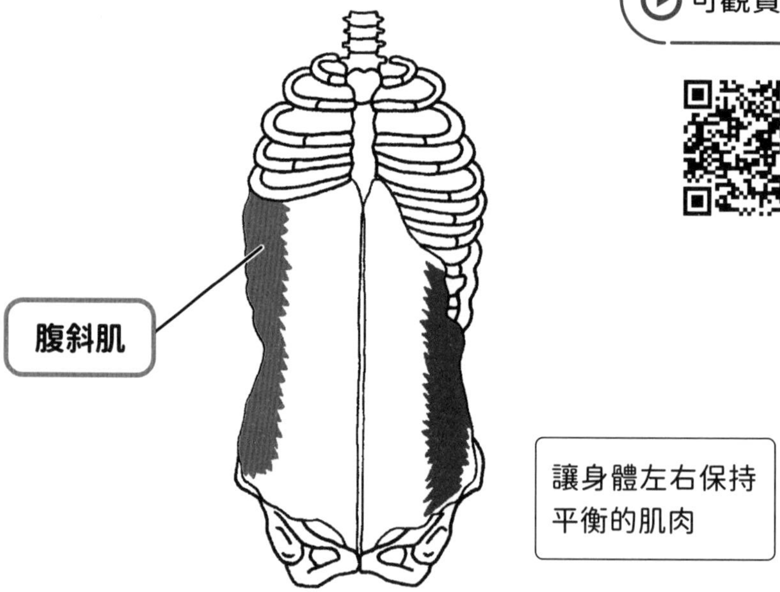

■ 腹斜肌的按摩

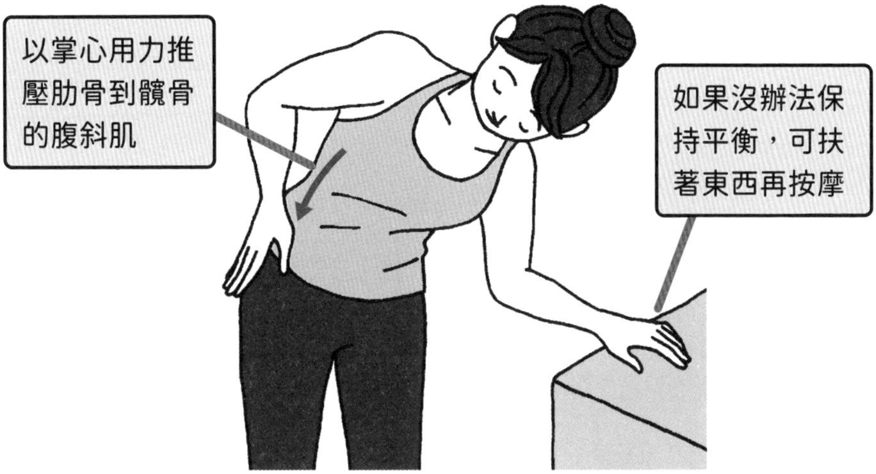
以掌心用力推壓肋骨到髖骨的腹斜肌
如果沒辦法保持平衡，可扶著東西再按摩

「推壓紓緩」按摩的方法

讓上半身倒向與患部相反的方向，伸展腹斜肌。在會覺得痛的時候固定姿勢，然後用掌心由上往下用力推壓肋骨到髖骨。

如果站不穩，可如上圖般，用手扶著桌子再按摩。

第 2 章　總結

- 不能夠用力按壓僵硬的部位！用力按壓患部會使肌肉變得更僵硬與疼痛。
- 按摩的祕訣不在於揉開，而是透過推壓的方式，排出肌肉中多餘的水分與疲勞物質。
- 身體組織之間的「筋膜」具有潤滑油的效果。
- 覺得「僵硬」或「疼痛」的症狀是因為

① 筋膜浮腫，肌肉變得不靈活所引起

② 水腫的筋膜會讓「僵硬」與「疼痛」更加明顯。

- 按摩身體時，要注意下面兩點：

① 先了解要治療的肌肉是哪裡？

② 按摩是讓肌肉排出多餘的水分與疲勞，再讓肌肉放鬆。

第3章

立刻解決「僵硬」與「疼痛」的毛病！

醫師設計的「肩胛骨鬆開」伸展操

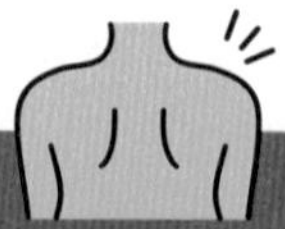

調整姿勢，消除「僵硬」與「疼痛」的三種訓練

到目前為止，已經介紹了哪些部位的肌肉變硬，會造成什麼樣的「僵硬」與「疼痛」；也介紹了相對應的推壓紓緩按摩，幫助我們鬆開這些患部的肌肉。

接下來要介紹我設計的訓練方式，幫助大家解決辦公室工作所造成的「僵硬」與「疼痛」。

要說明的訓練方式只有三種。

●「肩胛骨鬆開」伸展操

● 「骨盆鐘擺」體操
● 「靠牆背部伸展」運動

這三種訓練方式都很簡單，誰都能做得到，而且能立刻感受到效果，所以希望大家從今天開始，將這些訓練當成一項生活習慣。

注意動到哪些肌肉

老實說，這一章介紹的三種訓練，原理都非常單純。

「僵硬」與「疼痛」的原因在於姿勢僵化造成的血液循環不良。

意思是，只要讓肌肉動起來，促進血液循環，「僵硬」與「疼痛」的症狀就會消失。簡單來說，只要活動起來，就能改善辦公室工作造成的「僵硬」與「疼痛」。

不過，有一件事要大家特別注意，那就是要注意動到了「哪些肌肉」。

以待會要介紹的「肩胛骨鬆開」伸展操為例。

乍看之下，這個伸展操在活動手臂，但目標並不是讓手臂的肌肉動起來，而是要讓肩胛骨一帶的肌肉活動起來。

造成肩膀僵硬的肌肉位於肩胛骨一帶，而不是手臂上的肌肉。

若能在訓練時，多注意活動了哪些部位的肌肉，效果將會更好。

這一章介紹的各種訓練，都是為了預防「僵硬」與「疼痛」，而這些應該靈活運動的肌肉，則是通常位於身體深處的「深層肌肉」。

位於身體表面的淺層肌肉當然也會僵硬，但卻不是我們主要治療的部位。

沒流汗的訓練
幾乎沒什麼意義

另一個重點是，要提升肌肉的溫度。

肌肉的溫度上升，血液循環就會變好。

那麼該如何判斷肌肉的溫度是否上升了呢？

答案很簡單。

流汗的話，代表肌肉的溫度已上升到一定的程度。簡單來說，流汗代表血液正在積極循環。

就這點來看，不流汗的運動也就無法解決「僵硬」與「疼痛」的問題。

所以，請盡可能提升肌肉的溫度，並且以是否「全身大出汗」，作為衡量訓練強度的標準。

運動時，注意「筋膜」就能擁有正確的姿勢

在訓練時，也要注意前一章介紹的「筋膜」。

一般認為，在重訓時，若將注意力放在肌肉上，效果更好。同樣的，在進行消除「僵硬」與「疼痛」的訓練時，除了要注意肌肉，也要注意筋膜，才能讓效果更好。

此外，筋膜與影響全身肌肉運動的神經，有著類似的功能。

比方說，接下來要介紹的「肩胛骨鬆開」伸展操，就能同時放鬆肩胛骨一帶的肌肉與筋膜。

如此一來，脖子周遭的肌肉，及背部到骨盆的肌肉都能得到良好的運作，全身的姿態也會變好。

這是因為筋膜能將某種「訊號」傳遞給上下的肌肉，所以在訓練時，將注意力放在筋膜上，就能得到正確的姿勢。

訓練能強化肌肉，也能預防老化與肥胖。

接下來介紹的「肩胛骨鬆開」伸展操、「骨盆鐘擺」體操以及「靠牆背部伸展」運動都很簡單，請大家將這些訓練與運動培養成為一種習慣。

要消除「僵硬」與「疼痛」，讓深層肌肉動起來最為有效。

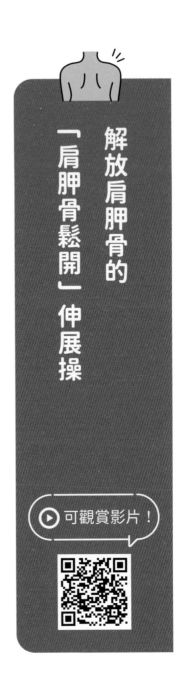

解放肩胛骨的「肩胛骨鬆開」伸展操

可觀賞影片！

要先介紹的是能有效緩解肩頸僵硬與疼痛的「肩胛骨鬆開」伸展操。為什麼是「鬆開」，又要鬆開什麼？之後會進一步說明。首先為大家介紹實踐這套伸展操的方法。

在開始之前，請先如下圖所示：抬高手肘，然後讓肩胛骨像是互相靠近般，往後拉三次。

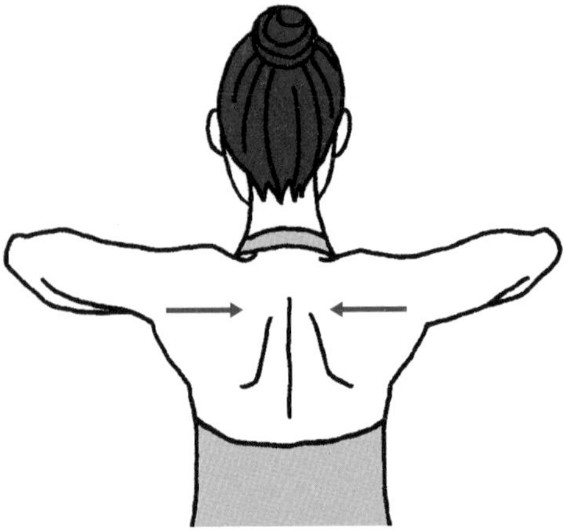

之後再照著接下來的順序伸展。

①手臂保持彎曲，抬高手肘，手掌在鎖骨附近輕輕握拳。
②在這個狀態下，讓手肘往後拉。不是直直往後拉，而是感覺往上繞再往後拉。
③手肘繞到後面，接著手肘往下降。覺得兩側的肩胛骨靠近後，想像肩胛骨往下「鬆開」，然後將雙手往下拉到身體兩側，最後放鬆。

重點不是讓手臂旋轉，而是讓背部的肌肉動起來

這裡有個重點，就是不要只讓手臂旋轉，而是要讓：

■「肩胛骨鬆開」伸展操

① 先將雙肘抬到比肩膀還高的位置

讓雙手在鎖骨附近輕輕握拳，再盡可能抬高肩胛骨。

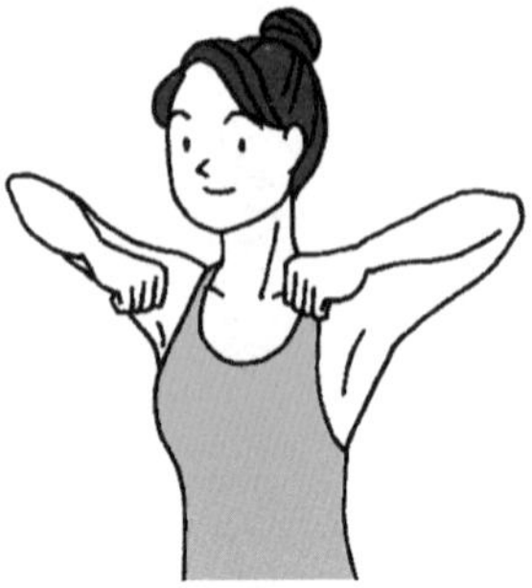

② 將雙肘往後拉

旋轉手臂時，像是先往上繞，再繞到後面。整個過程大約 5 秒。

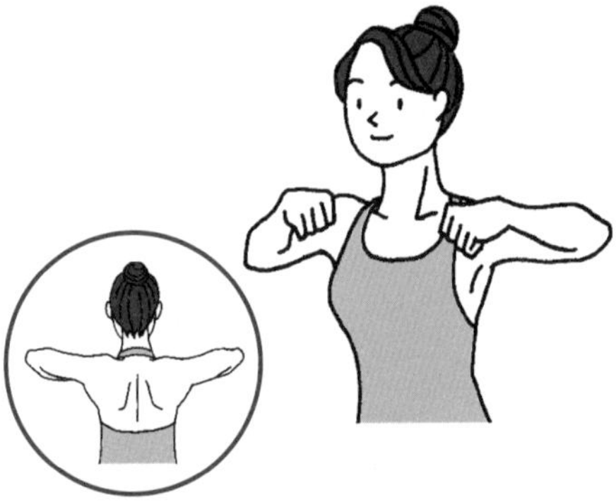

讓肩胛骨互相靠近！

③ 將雙肘放下來

想像肩胛骨往下鬆開。雙手回到身體旁邊後，完全放鬆。

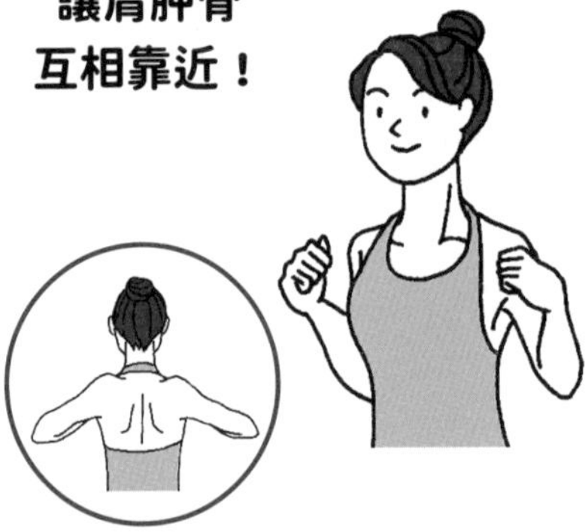

直接往下降！

- **肩胛骨彼此靠近**
- **背部的肌肉收緊**

如此一來，手臂（手肘）就能自然地往後方繞。

前面提過，這項伸展操的目標是肩胛骨附近的肌肉。

這時候不要讓手肘往下掉，要維持在相對較高的位置。

接著，請花5秒左右的時間，慢慢地做完一整套動作。

如果是很「僵硬」的人，或是平常都沒在動肩胛骨的人，一下子太過用力可能會使肌肉受傷，所以一開始請慢慢地轉動手臂就好。

如果在做的時候覺得肩胛骨附近的肌肉拉開了，就代表成功了。

一開始先從五次開始，習慣之後再慢慢地增加次數。

重點在於收緊背部肌肉，讓肩胛骨互相靠近。一開始請先輕輕地轉動手臂就好。

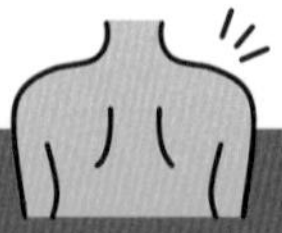

肩胛骨鬆開伸展操有什麼效果？

前一節介紹第一種訓練——「肩胛骨鬆開」伸展操。那麼這個伸展操有什麼效果呢？

簡單來說，「肩胛骨鬆開」伸展操能讓**背部持續緊繃的肩胛骨放鬆，使其靈活地運動**。

照理說，肩胛骨是最能夠靈活運動，做出不同動作的骨頭。

人類近親的猴子或是類人猿都能抓住樹枝，自由自在地移動，感覺上是靠著手臂「穿梭」在樹木之間。

■ 肩胛骨附近的肌肉

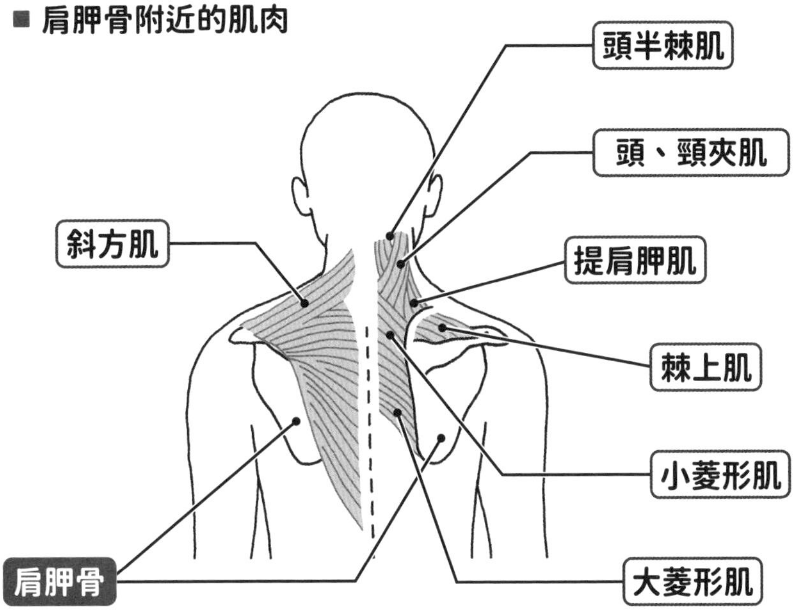

但牠們之所以能如此移動，其責全靠靈活的肩胛骨。

我們小時候也很常爬攀爬架、單槓、爬樹，做出不同的動作，這也都是基於肩胛骨原有的靈活度。

肩胛骨是身體的軸承

要我說的話，肩胛骨就像是能讓手臂自由活動的軸承（讓機械的軸能夠順利運轉的零件）。

當肩胛骨附近的肌肉因為辦公室工作而變得僵硬，這個軸承便無法正常地發揮作用。

肩胛骨附近有許多肌肉，例如斜方肌、棘上肌與提肩胛肌。

前面提過，當身體因為辦公室工作而逐漸地「僵化」，這些肌肉的血液循環就會開始變差，會累積「疲勞物質」，肌肉也會水腫，這就是所謂的「僵硬」。

如果肌肉一直呈現僵硬的狀態，就會黏在一起，變成一整塊，這就是所謂的「沾黏」。

如此一來，原本能夠自由活動的肩胛骨會變得緊繃，感覺就像是緊緊黏在背上一樣。

「肩胛骨鬆開」伸展操可讓肩胛骨動起來，幫助已沾黏的肌肉鬆開，以改善血液循環，排出肌肉裡的「疲勞物質」。

如此一來，就能提升肌肉的位移性，還能讓肩胛骨變得靈活。

「肩胛骨鬆開」伸展操是能讓黏在肌肉的肩胛骨變得靈活的運動。

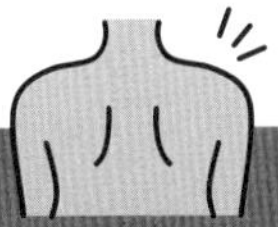

透過骨盆矯正身體扭曲的「骨盆鐘擺」體操

可觀賞影片！

接著要介紹的訓練是「骨盆鐘擺」體操。

如果說「肩胛骨鬆開」伸展操是釋放肩胛骨的運動，那麼「骨盆鐘擺」體操就是讓骨盆重獲自由的運動。

肩胛骨與骨盆之間有幾個共通點：

肩胛骨能讓手臂（也就是動物的前肢）靈活地運動；骨盆則是讓雙腳（後肢）能夠自由轉動的結構。

比方說，足球選手之所以能夠不斷地盤球過人，舞者之所以能夠柔韌地跳出複雜的舞步，全因為骨盆而得以自由活動。

骨盆附近也有許多肌肉，一旦這些肌肉「僵化」，就會出現腰痛情況。

「骨盆鐘擺」體操能讓骨盆動起來，讓黏成一整塊的肌肉鬆開。

接下來說明實踐這項體操的方法：

① 先站直，讓膝蓋往上抬。

② 抬高到使大腿與地面平行後，讓膝蓋往外張開，也就是做足以讓髖部張開的動作（能張到多開，與髖關節的柔軟度有關）。

③ 張開到沒辦法再張開為止，便將膝蓋往下放。

④ 接著在腳掌未落地的情況下，再次抬高膝蓋，進行相同的流程。

■「骨盆鐘擺」體操

①

膝蓋往前抬起

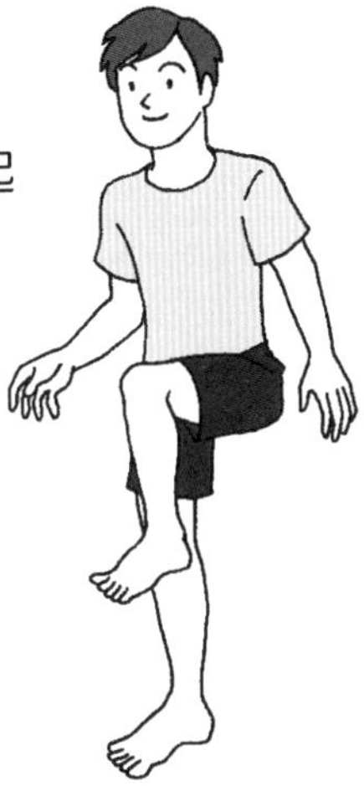

②

大腿與地面平行後，讓膝蓋往外張開

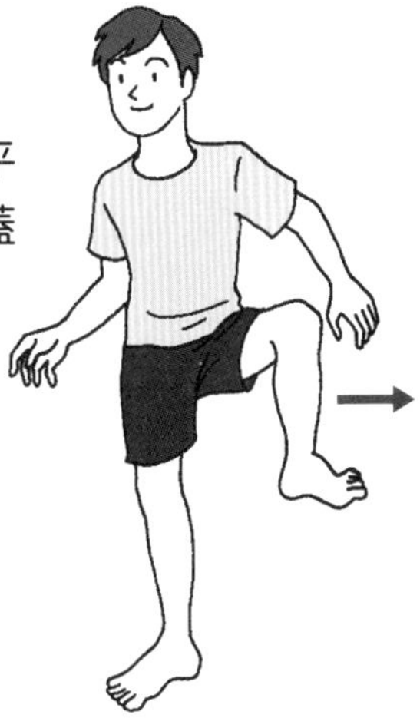

③

再將膝蓋放下

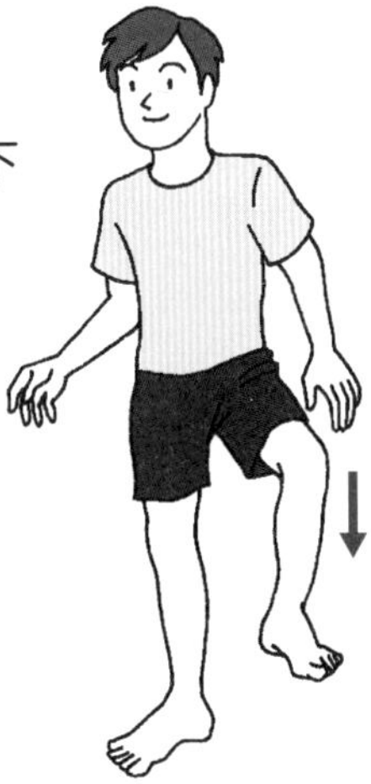

④

在腳掌沒有著地的情況下，再做一次相同的動作

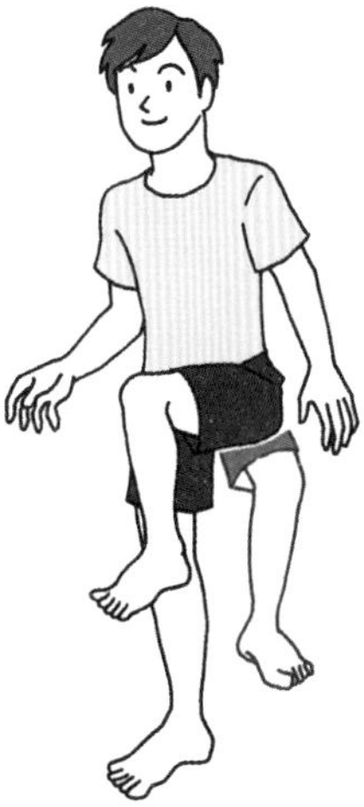

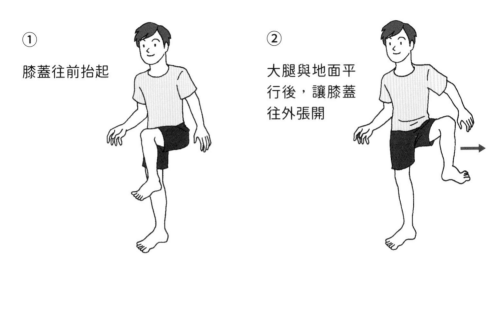

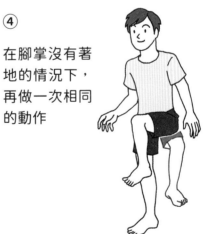

一開始先簡單地做幾次，之後再慢慢增加次數

剛開始練習這套體操時，建議一週花3～5秒，左右各五次就好。習慣動作之後再慢慢地增加次數。

做體操之前，可以先讓腳前後地擺盪暖身，之後動作會更流暢哦（參考影片）。

有些人在做這套動作時很難保持平衡，建議這樣的人可用另一側的手扶住牆壁再做。慢慢地就能夠保持平衡，所以一開始千萬不要太勉強自己。

這裡是重點

除了肩胛骨之外，也要注意骨盆是否僵化。

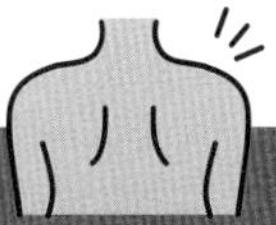

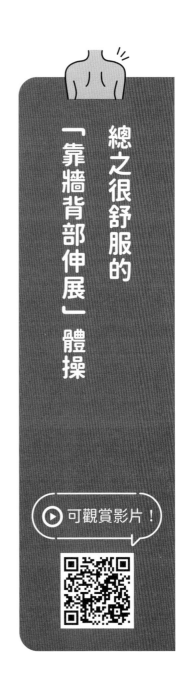

總之很舒服的「靠牆背部伸展」體操

可觀賞影片！

接著要介紹的是「靠牆背部伸展」體操。

這是讓肩胛骨與骨盆同時運動的訓練。

要讓肩胛骨附近的肌肉鬆開，可做「肩胛骨鬆開」體操練習；要鬆開骨盆附近的肌肉可練習「骨盆鐘擺」體操；這兩種體操都很有成效，希望大家皆能練習看看。此外，但如果能搭配接下來的這套「靠牆背部伸展」體操，效果將更加顯著。

只要練習看看就會知道這是讓全身動起來的體操，而且會覺得很舒服。

此外，由於這套體操的動作不大，所以在哪裡都可以練習，負擔也不大，任何人都能夠立刻實踐。

話不多說，讓我立刻說明練習的方法。

①讓後腦杓與肩胛骨靠在牆壁上。

②接著：

- 將肩胛骨靠攏
- 將骨盆往前推

背肌運動的要訣就是讓全身往後反折。此時腳跟會自然地抬起來。

③維持全身往後反折的姿勢1～2秒後，迅速回到原本的姿勢。抬高的腳要「咚」一聲落在地面上。

■「靠牆背部伸展」體操

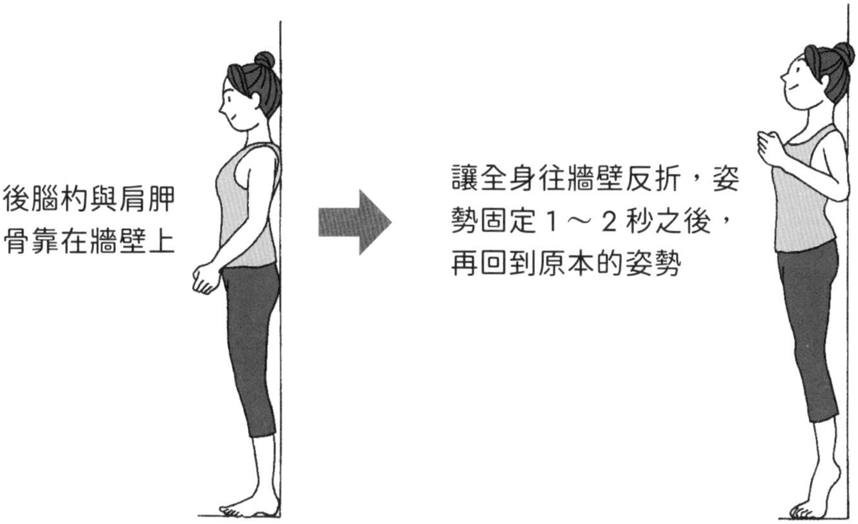
後腦杓與肩胛骨靠在牆壁上
讓全身往牆壁反折，姿勢固定1～2秒之後，再回到原本的姿勢

每一次花5秒慢慢做，總共做五次。

這套「靠牆背部伸展」體操原本是為了讓常常駝背的年長者能夠安全地運動所設計的。

這套體操可讓肩胛骨附近的肌肉、骨盆附近的肌肉，以及維持姿勢的深層肌肉全部動起來。此外，還能同時伸展肌肉與訓練肌力。

活動了深層肌肉，當然也能緩解「僵硬」與「疼痛」。

此外，抬高與放下腳跟也能帶來良好的刺激。

我把這個動作稱為「腳跟墜落」；**「咚」一聲的刺激能讓肌肉上下振動，還能讓肌肉之間的「筋膜」放鬆，提升肌肉的位移性。**

此外，還能提升骨質密度，強化骨頭。

尤其是能夠預防好發於女性的骨質疏鬆症。

常常彎腰駝背的人若是不讓腳離開牆壁，可能沒辦法順利做完體操，此時可讓腳離開牆壁15公分再做。

不管怎麼樣，記得在做的時候，要注意肩胛骨與骨盆是否有充分地運動到。

這裡是重點

要注意肩胛骨與骨盆是否有同時運動。

第 3 章　總結

- 在訓練時，要注意身體內部的「深層肌肉」是否動起來了。
- 沒流汗的運動是沒有效果的。運動時，至少要達到流汗的強度，讓肌肉跟著熱起來。
- 「肩胛骨鬆開」伸展操的重點在於讓背部收緊，讓肩胛骨靠攏。
- 骨盆與肩胛骨有許多共通之處。「骨盆鐘擺」運動能預防這兩個部位僵化，解決腰痛的毛病。
- 「靠牆背部伸展」體操能讓肩胛骨與骨盆同時動起來。

第4章

在工作的時候也能立刻做！

效果顯著的「工作表現提升訓練」

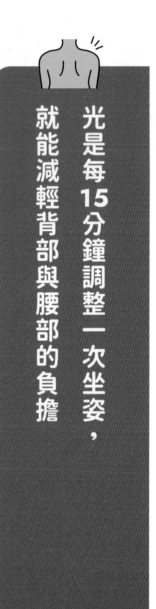

光是每15分鐘調整一次坐姿，就能減輕背部與腰部的負擔

前一章介紹了三種一個人就能做的訓練，希望能幫助大家解決「僵硬」與「疼痛」的問題，讓身體不再「僵化」。

還請大家趁著工作的空檔或是早晚的個人時間，實踐前一章介紹的訓練。

接下來，還有另一個建議。

那就是在工作的時候，讓身體稍微動一動，進行一些避免身體僵化的小動作。

這一章要介紹正在做某些工作時，也能稍微進行的身體訓練。

或許「訓練」這個詞彙不太適合。

因為這一章介紹的都是一些簡單的「小動作」。

從骶坐的姿勢換成坐骨坐姿

一開始要介紹的是調整坐姿。

因為身體如果持續15分鐘以上「不動」，靜脈的血流量就會減少，這在前面也已經提過。

因此，如果是坐在椅子上工作，記得每15分鐘調整一次坐姿。

至於要如何調整坐姿，答案就是從「骶坐」改成「坐骨坐姿」。

前面已經介紹過「骶坐」。

這是骨盆向後倒，癱坐在座位上的姿勢，也就是骨盆的薦骨（屁股上方的骨

■ **骶坐與坐骨坐姿**

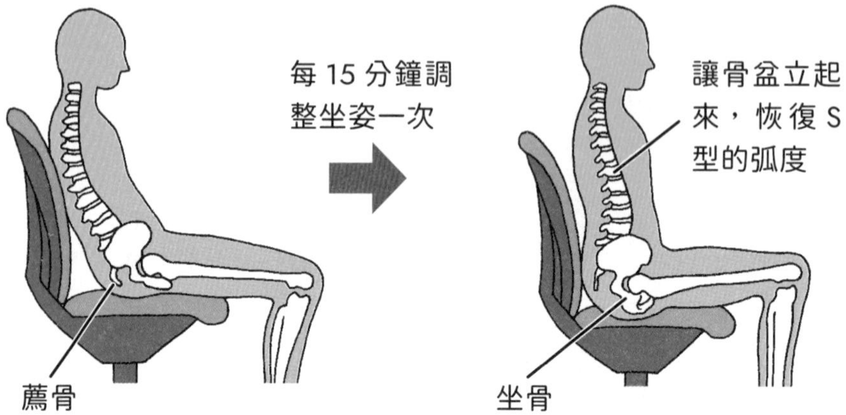

每 15 分鐘調
整坐姿一次
讓骨盆立起
來，恢復 S
型的弧度
薦骨
坐骨

骶坐坐姿　　**坐骨坐姿**

頭）抵住座面上的坐姿；通常癱坐在椅子上，或是累得想放鬆的時候，就會坐成這個樣子。

這種坐姿看起來輕鬆，其實背部與腰部承受了不少負擔，也是造成「平背症候群」的原因。

如果長時間坐在椅子上工作，不知不覺就會變成骶坐的坐姿。

建議大家每15分鐘調整一次坐姿，從骶坐調整為骨盆立起來的「坐骨坐姿」。

坐骨坐姿就是讓屁股下方，即雙腳根部突出的坐骨抵在座面上的坐姿。

只要改成這種坐姿，背肌自然就會打直。

如此一來，就應該會覺得腰部與肩膀的負擔減輕不少才對。

一旦骨盆立起來，脊椎就會跟著恢復成平緩的 S 型弧度。這是脊椎原有的形狀，也是最「自然的姿態」，所以能夠減輕腰部與背肌的負擔。

此外，辦公室工作通常會讓頸椎往前傾；坐骨坐姿不僅能讓頸椎恢復正常的弧度，亦能減少肩頸肌肉的負擔。

意思是，只需要調整坐姿，就能讓因「骶坐坐姿」而僵化的全身肌肉動起來。

前面也提過，就算是坐姿良好的人，也就是平常都保持坐骨坐姿的人，也不能一直坐著不動。

因為不管姿勢多麼正確，只要一直保持相同的姿勢，也會因為「身體僵化」而出現很多毛病。

所以就算平常皆採坐骨坐姿的人，也應該每15分鐘就「調整坐姿」一次。

如果不知不覺癱坐在座位上，請記得提醒自己調整成坐骨坐姿哦。

這時候不是要讓肌肉變得緊繃，而是要想像自己的脊椎骨完美地疊在骨盆上方，然後盡可能地保持放鬆的姿勢。

就算調整了坐姿，也不該一直坐著

此外，就算能每15分鐘調整一次坐姿，也不該一直坐著工作。可以的話，請每30分鐘站起來動一動，做做「肩胛骨鬆開」伸展操這類的運動。

如果非得長時間坐著工作，請記得改變坐姿，也就是張開雙腿的坐姿。

德川家康在關原之戰的時候，會雙腿打開坐在「床几」（一種低矮的折凳）上面聽取戰況。大家應該都能想像那是怎麼樣的坐姿才對。這種坐姿比較能輕鬆維持姿勢，也比較適合長時間坐著工作。

雖然看起來有點粗魯，但如果是在桌子底下張腿的話，應該不會造成什麼問題才對。

但是，不管是哪種坐姿，都不要忘記不時站起來動一動。

這裡是重點

不管坐姿是好是壞，坐在辦公室工作的人，都應該每15分鐘調整一下坐姿。

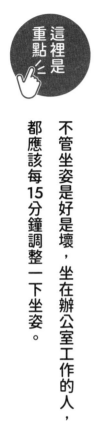

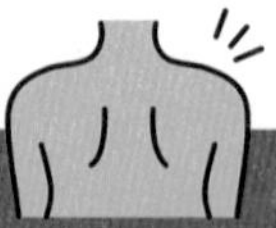

光是縮下巴就能重新設定姿勢

想必大家已經知道，一直不動、壓力與姿勢都會造成「僵硬」或是「疼痛」。

在此簡單整理一下：

- **身體前傾**
- **下巴往前推**
- **駝背**
- **骶坐（癱坐）**

上述這些姿勢都會讓「僵硬」與「疼痛」加劇惡化。

反之，抬頭、縮下巴、打直背部以及坐在坐骨上就是「正確的姿勢」。想必大家都能身體力行地了解這點。

剛剛提過，要維持良好姿勢，就要先「調整坐姿」。

在此還要請大家培養一個矯正坐姿的小習慣，那就是縮下巴。

實踐的方法也很簡單：

①先縮下巴。

②單手輕輕握拳，然後用食指抵住下巴的末端。

③稍微用力壓住下巴10秒鐘。

■ 利用「縮下巴」重設姿勢

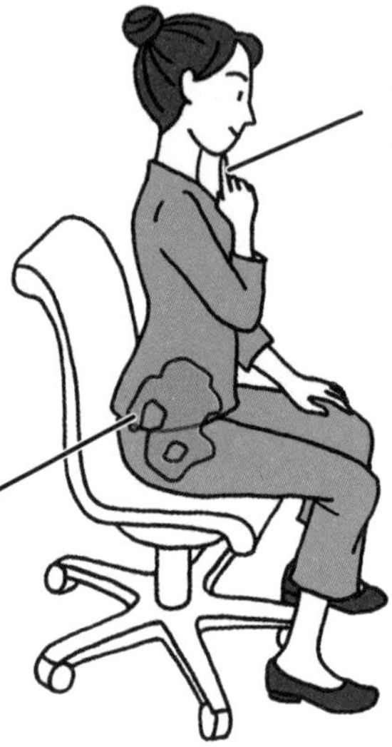
用食指輕輕
壓住下巴
骨盆會立起來，
背肌也會打直

縮下巴也能鍛練脖子的肌肉

請大家稍微想像羅丹「沉思者」的姿勢，練習打直背肌與縮下巴吧。

壓住下巴，原本往前突的下巴當然就會向後縮。

除此之外，從圖中也可以發現：背肌會打直，骨盆也會立起來。

換句話說，只要壓住下巴，就能輕鬆地調整姿勢。

此外，讓下巴與食指的力量相互抗衡，就能鍛練脖子的肌肉。

一旦肌肉變得有力，血液循環就會變好，「僵硬」與「疼痛」會得到改善。

希望大家把縮下巴與調整坐姿培養成工作之際的小習慣。

這裡是重點

縮下巴能不知不覺地調整姿勢。

若搭配調整坐姿，效果將更加顯著。

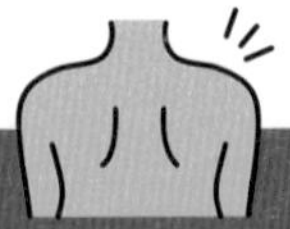

光是讓肩胛骨靠攏，就得以讓背肌伸展

在前一章所述的三個運動中，「肩胛骨鬆開」伸展操是最容易在坐著的時候進行的。

可以的話，請大家趁著工作空檔多做幾次。

不過，這個訓練的動作比較大，可能不太方便在辦公室裡頭做。

如果沒辦法在工作的時候做完整的「肩胛骨鬆開」伸展操，不妨時不時讓肩胛骨動一動。

方法很簡單。

就只是讓肩胛骨靠攏，接著挺胸而已。

雖然效果不如「肩胛骨鬆開」伸展操，卻能夠讓「僵化」的肌肉動起來。

此外，當肩胛骨靠攏，背肌自然就打直了。

與「調整坐姿」、「縮下巴」一樣，這個肩胛骨靠攏的動作也具有重設姿勢的效果。

如果不得不長時間坐在辦公桌旁，不妨讓自己養成在工作空檔做**「調整坐姿」、「縮下巴」、「靠攏肩胛骨」**這三個動作的習慣，預防「僵硬」與「疼痛」。

使用計時器，讓自己在工作的時候，定期實踐這「三個動作」。

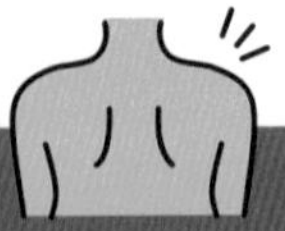

與健身平衡球效果相同的辦公室用品

最近日本越來越多人把辦公室的椅子換成健身平衡球。

這的確是能充分避免身體僵化的好方法。

坐在不穩定的球上面，就得不斷地調整姿勢，保持身體的平衡，身體也不會僵化。

其實很多人跟我說，使用健身平衡球之後，肩膀僵硬與腰痛的毛病就都消失了。

可以的話，我很建議大家將工作的椅子皆換成健身平衡球。

正因為如此，我希望能有更多企業採用健身平衡球，但就實際情況來看，許多人可能心裡都會默默表示「我們公司大概做不到」。

此時建議大家可將辦公室到處都有的某個用品當成健身平衡球的代替品。

這項用品就是你平常在用的辦公室椅子。

大部分的辦公室椅子應該都有滑輪。

一般的辦公室椅子與健身平衡球不同，沒辦法隨便移動，但如果是有滑輪的椅子的話，我們就能隨意移動它了。

大家可以一邊工作，一邊動動椅子，這樣也能避免身體僵化。

祕訣在於移動「骨盆」

那麼該如何移動椅子呢？

將腳踏在地上，然後讓身體往前後左右移動，當然椅子也會跟著動。

此時要以骨盆移動椅子，而不是用雙腳用力踹向地面。

一開始或許會覺得有點困難，但習慣後，就能一邊操作電腦，一邊移動腰部以下的部位。

這個動作能讓骨盆到脖子的骨頭邊搖邊調整形狀，也能讓周圍的肌肉運動起來。

雖然這是稍微引人注目的訓練，但如果偶爾在工作的時候活動一下，應該沒有問題才對。

如果上司或同事問你在幹嘛，你可以跟他們說「這個動作能有效改善肩膀僵硬與腰痛」。

辦公室椅子通常是造成身體僵化的凶手。

但只要換個想法，這類椅子就能變成預防僵化、消除「僵硬」與「疼痛」的利器。

■ **將辦公室椅子當成健身平衡球的代替品**

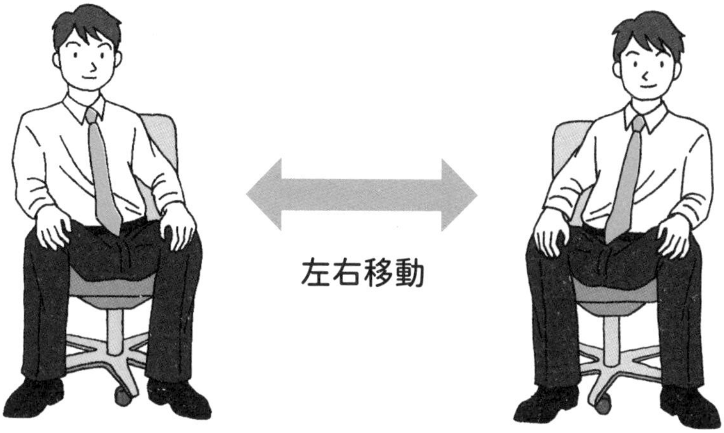

用骨盆而不是雙腳移動

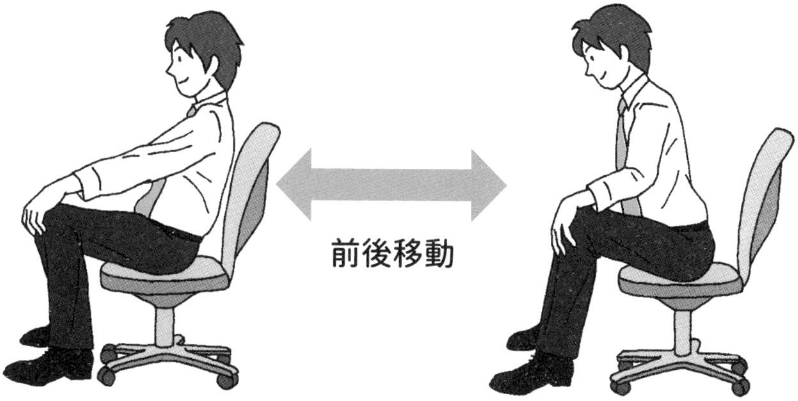

最近流行的站立式電腦桌會有效果嗎？

順帶一提，被認為與健身平衡球擁有相同效果，且能夠紓緩肩膀僵硬與腰痛的站立式電腦桌越來越流行了。

站著比坐著更方便活動，這當然是一件好事。

不過，如果很專心地工作，同樣也會一直站著不動，身體還是會因此變得僵化。

我認識的某位編輯就很愛用這種站立式電腦桌，但肩膀仍舊同樣很僵硬。

他告訴我「站在電腦前面想事情的話，會不知不覺地將手肘靠在桌上，然後一直維持相同的姿勢」。

此外，有些需要一直站著工作的人也常患有很嚴重的肩膀僵硬或是腰痛的毛病。

這些人在工作的時候，應該定期伸展背肌，或是做四到五次「腳跟墜落」這種腳跟著地的動作，讓全身的肌肉震動起來，應該就能有效改善上述的毛病。**不管是以什麼姿勢工作，總之就是不要一直不動。容我再次強調，盡可能地動起來這件事有多麼重要。**

這裡是重點

不是單純移動椅子就好，
而是要讓自己意識到是以骨盆來移動椅子。

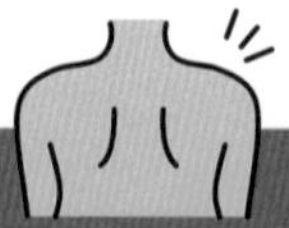

將手臂的重量放在桌上

前一節介紹了使用辦公椅的祕訣，但除了椅子之外，桌子也能幫助我們預防「僵硬」與「疼痛」。

那麼要怎麼利用辦公桌呢？

答案就是請辦公桌幫忙托住手臂的重量。

其實人類的手臂很重

人類的兩隻手臂加起來的重量，大概是體重的十分之一。

第1章的時候提過，肩頸附近的肌肉很努力地撐著重重的頭部；同樣地，有個地方的肌肉也很努力撐著我們很重的手臂。

這部分的肌肉就是肩膀附近的斜方肌、提肩胛肌等，也是很容易出現肩膀僵硬毛病的肌肉。

這意味著只要讓這些肌肉從「撐住手臂重量」的任務解脫了，肩膀附近的「僵硬」與「疼痛」就能紓緩許多。

那麼該怎麼做呢？

答案很簡單，就是在工作的時候將手臂放在桌上，不要讓肌肉一直撐住手臂的重量。

■ 過度專心，肩膀就會用力

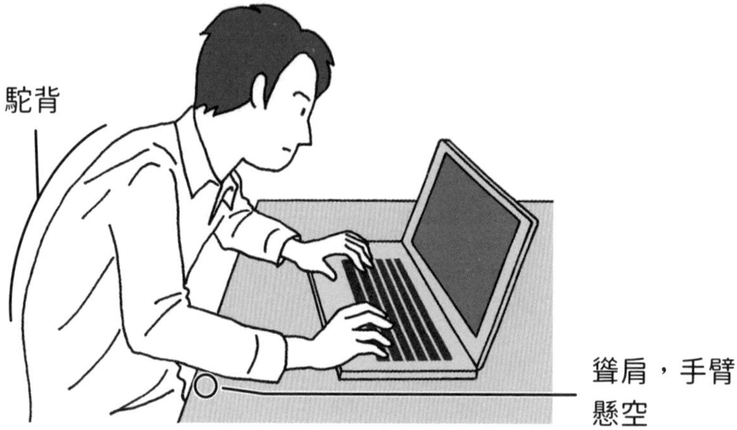

讓我以操作電腦這個辦公室常見的工作作為說明吧。

大部分的人在敲打鍵盤，使用滑鼠的時候，都會將掌心的根部（掌底）放在桌上。

也就是讓手臂的重量壓在桌上。

……照理說的確應該如此，但是越來越專心工作之後，就會漸漸走樣。

會不自覺地讓肩膀用力，懸著手臂，只用手掌控制鍵盤或滑鼠。

除了聳肩之外，很多人甚至會不自覺地將脖子往前傾或駝著背，姿勢變得很糟糕。

所以使用電腦工作才會那麼容易出現肩膀僵硬的問題。

刻意放鬆肩膀

為了避免上述的姿勢，**要有意識地、刻意地放鬆肩膀，讓手臂的重量落在桌上。**

在開始工作之前，請先將雙手放在桌上，然後放鬆肩膀，確認是以掌心的部分撐住手臂的重量，同時也要檢查自己是否不小心駝背了。

如果桌子的深度夠，建議可讓鍵盤與滑鼠離自己遠一點，讓前臂能完整地靠在桌上。

當手臂的重量完全落在桌上時，或許有些人會覺得壓在桌上的部位有點痛。

■ 讓桌子托住手臂，以便肌肉得以休息

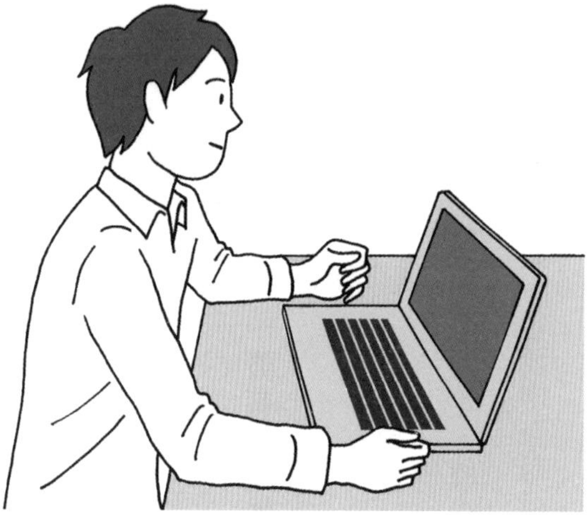

此時建議使用鍵盤墊（放在鍵盤前方的緩衝墊）再開始工作。開始工作之後，也要時不時地確認是否聳肩。如果發現自己會不自覺地聳肩與手臂懸空，就讓雙手放回桌面。也可以在調整坐姿時一起做這件事。

不過，還是有可能不自覺地讓肩膀用力。如果你也會這樣，可依照上圖的方式，在休息的時候讓手臂垂放

在桌上，使肩膀的肌肉好好放鬆、休息。

光是讓肩膀的肌肉休息，不用再撐住重重的手臂，肩膀僵硬的毛病就能得到明顯的改善了。

就支撐手臂這點而言，選擇有扶手的椅子也能撐住手臂的重量。

聽說有些公司有著「僅部長以上的職位才能坐有扶手的椅子」的規矩，但如果有機會選擇這種椅子，還請務必試試看。

肩膀附近的肌肉比你想像地更努力。
記得適當讓肌肉休息一下喔。

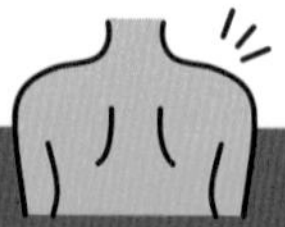

養成動不動就站著與走路的習慣

前面介紹了不少能在工作時做的訓練或是一些小習慣，而最後要介紹的小習慣則是「**向業務員看齊**」。

聽到這裡，應該有不少人的頭頂上浮現出「？」的大問號吧！接著就為大家說明這是什麼意思。

我還在大學醫院服務時，每天都得與MR（醫藥行銷。也就是藥廠業務）的人碰面。

眾所周知，醫藥行銷者常常需要假日上班，是非常辛苦的工作。也有些人因此弄壞身體。不過從整體來看，他們通常很健康，也充滿活力。

有肩膀僵硬、腰痛這類毛病的人尤其少見。曾有一份問卷指出，業務工作的人比較少患有肩膀僵硬或是腰痛的毛病。想必讀到這裡的讀者已經知道箇中緣由了。**業務工作就是需要常常「在外面跑」，得到處登門拜訪的工作，所以不太會有「身體僵化」的問題，當然也不會有「僵硬」或是「疼痛」的煩惱。**

工作時，可刻意在辦公室走來走去

希望長時間坐在辦公桌前工作的大家可以「向在外面跑業務的業務員看齊」，意思是希望「**大家能在工作的時候，盡可能讓自己四處走動**」。行政業務的人當然不太可能像業務員那樣四處活動，但還是可以想辦法增加活動量。

比方說，可試著練習前面介紹的「腳跟墜落」二～三次，讓自己伸伸懶腰，讓腳跟咚咚咚地敲敲地面，讓全身的肌肉上下振動，都是不錯的活動。

此外……

● 就算是能透過公司內部郵件或是電話聯絡的工作，也可以故意走到其他部門溝通。此時不要搭電梯，而是盡可能地走樓梯。

● 同事若是問你「我要去超商，要不要幫你買點什麼回來？」也不要拜託對方，而是跟著去。

● 多補充水分，讓自己想上廁所就立刻去上廁所。

● 如果業務員問你「能不能跟我去一趟客戶那裡，幫我說明一下產品」，就盡可能跟著去，甚至可以拜託對方帶你去。

● 替自己找一些理由，讓自己站起來四處走動。

有些人或許會擔心，動不動就起身閒晃，可能會遭旁人白眼。

不過，光是增加站起來與走動的機會，而預防身體僵化，紓緩「僵硬」與「疼痛」的毛病，肯定能提升工作表現。只要工作做得好，應該就不會被抱怨才對。

此外，在辦公室裡面走動，能與平常很少聊天的人多交流，亦可增進同事之間的情誼。

久坐辦公室的各位，不妨效法活力十足的業務員，讓自己到處活動吧。

本章介紹了六個即使是忙得沒時間的人，也能趁工作空檔實踐的訓練。

每項訓練都簡單地驚人，但效果顯著，還請大家將這些訓練培養成日常的習慣。

常做這些小動作就能遠離「身體僵化」的問題，連帶能夠消除「僵硬」與「疼痛」這類身體不適。

接下來的第5章將介紹一些稍微改變日常生活，就能消除身體不適症狀的習慣。

這裡是重點

總之就是不要一坐就坐好幾個小時！
一定要記得這點喔！

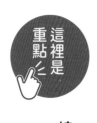

第 4 章　總結

- 坐辦公室工作的人應該每 15 分鐘就調整坐姿一次，從「骶坐」調整為「坐骨坐姿」。
- 就算記得調整坐姿，也不能一直坐著。可以的話，每 30 分鐘站起來動一動。
- 姿勢不良的人可定期「縮下巴」，調整身體的姿勢。
- 沒時間的時候，光是讓肩胛骨靠攏，也能避免身體僵化。
- 如果是坐有滑輪的椅子，可仿照坐健身平衡球的感覺，用骨盆來移動椅子。
- 專心工作時，肩膀有可能會不知不覺地用力，所以要定期提醒自己放鬆肩膀。
- 久坐辦公室的人要替自己製造在辦公室走動的理由，避免身體僵化。

第 5 章

光是這樣就能稍微改變日常生活！

消除「僵硬」與「疼痛」的 8 個祕訣

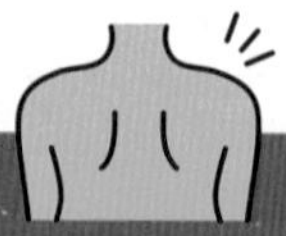

脖子會痛的人，要選擇沒有椅背的椅子

第5章要介紹紓緩「僵硬」、「疼痛」這類毛病的生活習慣。

除了前面介紹的按摩方式與訓練之外，單是養成一些良好的日常習慣，就能每天充滿活力，也能提升工作表現。

在此要為有脖子附近疼痛問題的人，介紹良好的工作習慣。

那就是選擇沒有椅背的椅子。

乍看之下，有椅背的椅子能夠撐住身體，應該比較舒服才是啊。

尤其是有頭枕的昂貴椅子，更讓人覺得能夠減輕身體的負擔。有椅背或是有頭枕之椅子雖然的確有這類效果，但其實是弊大於利。因為椅背與頭枕會讓我們不知不覺地養成骨盆往後傾倒、癱坐在椅子上的「骶坐」姿勢，也很容易讓我們固定這個姿勢不動。

前面已經提過，「骶坐」這種坐姿會讓肌肉變得「僵硬」與「疼痛」。

因為脖子痛而使身體往後靠著椅背，就很容易變成骶坐的姿勢；脊椎也會失去應有的S型弧度；與脊椎相連的脖子亦無法維持正常的位置，只會越來越痛。

沒有椅背可靠，就不容易變成骶坐

要預防上述的問題，就要選擇沒有椅背的椅子。

因為沒辦法讓身體往後靠，所以自然而然地比較容易維持骨盆直立的坐骨坐

姿。

這就是脖子越疼痛的人，越應該選擇沒有椅背的椅子的理由。如果辦公室提供了沒有椅背的椅子，請務必選擇這種椅子；如果能夠選擇健身平衡球，當然更加理想。

如果只能選擇有椅背的椅子，盡可能在工作的時候提醒自己不要靠在椅背上。**坐得淺一點，讓自己維持骨盆直立的坐骨坐姿；同時不要靠在椅背上，讓身體「挺直」吧。**

「調整坐姿」時，也要確認自己是不是已不知不覺地讓身體靠在椅背上。

這裡是重點

讓工作與姿勢都「操之在己」吧。

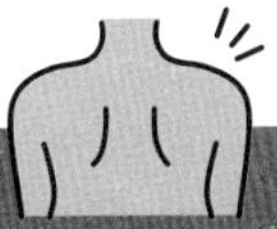

打造睡覺時能順利翻身的睡眠環境

辦公室工作的確會讓人長時間地坐在椅子上，而另一件會花很多時間的事情就是睡眠。

想必大家都知道，睡眠是消除身心疲勞不可或缺的休息方式。

但是也要請大家注意的是，睡眠與在辦公室工作一樣，很容易讓身體變得僵化。因為睡覺的時候，很容易一動也不動。

睡覺時，身體容易僵化的人

工作很辛苦的人、得吃安眠藥才睡得著的人，和習慣喝醉再睡覺的人，更需要特別注意身體僵化的問題。

這些人在睡覺的時候通常不會翻身，就像是屍體一樣，一覺睡到天亮。

照理說，就算是在睡覺，一直保持同樣的姿勢，身體也會因為不舒服而想要更換姿勢，此時就會不自主地翻身。**不過，喝酒、吃安眠藥或是很疲勞才睡的人，這種不舒服的感覺會變得很遲鈍，所以就算身體一直維持相同的姿勢也不會翻身。**

落枕與急性下背痙攣也都是「身體僵化」所造成的

此外，比肩膀僵硬更痛苦的「落枕」或是「急性下背痙攣（閃到腰）」其實也都是「身體僵化」所造成的。

睡覺時，水分會停留在身體下側，血液循環變差的話就會出現水腫情況，此外，周遭肌肉的收縮也會變差。

如果這個現象發生在脖子附近就會造成「落枕」；如果出現在腰部，就會造成「急性下背痙攣」。

容易發生落枕或閃到腰的情況，通常是在原本沒有活動的狀態下突然移動，或者做了和平常不同的動作，使用到平時不常活動的肌肉。

因為「缺乏活動」會導致血液和其他體液的流動變差，致使肌肉處於腫脹或浮腫的狀態，在這種情況下若突然移動肌肉，就會引發類似扭傷的情況。

因此，剛起身站立的瞬間，就可能因「喀嚓」或「咔拉」一聲而受傷。

睡覺前，練習翻身

那麼要注意什麼，才能避免身體在睡覺的時候僵化呢？

答案就是讓翻身變得更容易。

若想要避免身體在睡覺的時候僵化，「能不能順利翻身」便是關鍵。

那麼該怎麼做，才能在睡覺的時候翻身呢？

方法之一就是練習翻身。

「練習？」想必許多人的頭上又開始冒出大問號了。

其實躺在床上，準備就寢時，刻意多翻身幾次，睡著之後就比較容易翻身。

每個人都能輕易做到這點，不妨從今晚試看看哦。

該如何選擇容易翻身的寢具？

接著要請大家注意的是你所挑選的寢具。

首先不能選太軟的棉被或床墊，因為身體如果陷進床墊中就不容易翻身，所以要選擇稍微硬一點的寢具。

■ 選擇方便翻身的枕頭

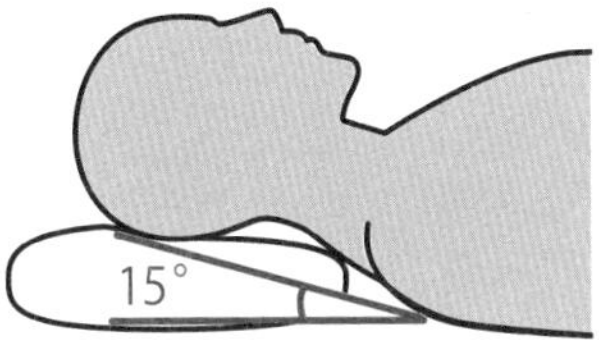

理想的枕頭

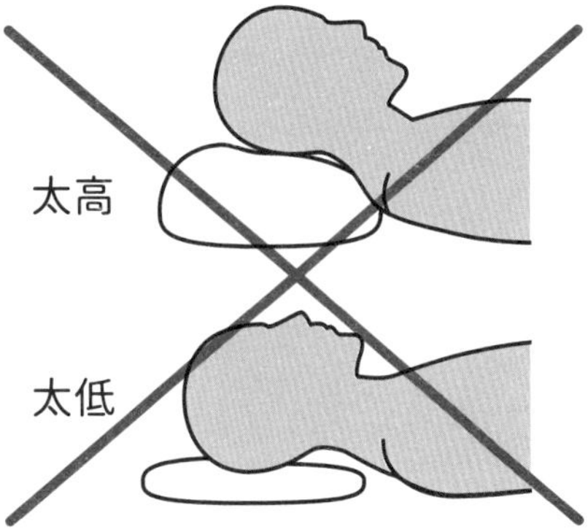

不方便翻身的枕頭

枕頭的選擇也很重要。

請試著躺下來，把枕頭放在頭下。

接著再試著翻身。

覺得容易翻身嗎？枕頭太高或太低都有可能讓人覺得很難翻身。

此外，也有人可能會覺得長一點的枕頭，比短枕頭更容易翻身。

請大家像這樣測試一下，看看哪種枕頭自己比較容易翻身。

標準是仰躺時，頭部呈15度，這就是不會太高或太低，「高度恰到好處」的枕頭。

如果是這種枕頭，頭部與地板（棉被或床墊）會呈現平行的角度，比較容易翻身。

此外，有些人喜歡抱著抱枕睡覺，會覺得跟抱枕融為一體，比較容易翻身，大家不妨也試看看這個方法。

太窄的床或是跟家人一起睡的話，翻身的空間可能不夠。此外，也有些人跟我說，「我養的貓都睡在我兩腳中間，所以我在睡覺的時候都不敢動」。

某項研究指出，要長保健康，最理想的情況就是「一分鐘翻身兩次」。這聽起來雖然很極端，但從預防身體在睡覺的時候僵化這點來看，睡覺時翻身就是這麼重要。

建議大家確認一下自己在睡覺的時候，是不是很難翻身。

這裡是重點

睡覺時，也要注意「身體是否僵化」。

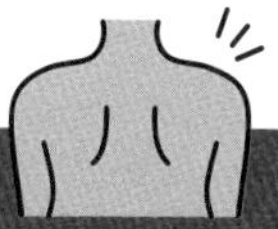

要注意鈣與鎂是否攝取不足

到目前為止，本書一再提及要預防「僵硬」與「疼痛」，就要讓肌肉充分活動。

由此可知，養成運動習慣很重要，但是改善飲食生活也很重要。

鈣與鎂是能幫助肌肉收縮的營養素

手臂向上彎的時候，肌肉會收縮，也會鼓起來，這就是「肌肉收縮」的現象。請把肌肉動起來這件事想像成：用力讓肌肉收縮以及放鬆，讓肌肉伸展的連續過程。

肌肉收縮之際所需的營養素就是鈣與鎂。

如果缺乏兩種營養素，礦物質就會失衡，肌肉便無法充分發揮力量。

箇中的細節有點複雜，所以本書予以省略，但是請大家記住「缺少鈣與鎂，肌肉就會變得不靈活，也會造成『僵硬』與『疼痛』」。

那麼哪些食品富含鈣與鎂呢？

首先介紹「鈣」較多的食品。下列的食品都含有大量的鈣：

- **牛奶、起司、優格這類乳製品**
- **小魚**
- **海藻**

接著要介紹的是富含「鎂」的食品。請大家參考下列的食品：

- **堅果類**
- **豆腐、納豆、油豆腐這類大豆製品**
- **芝麻**
- **糙米**
- **菠菜**

這些都是我們隨手可得的食材，還請大家多從日常三餐中攝取。

基本上，能預防「僵硬」與「疼痛」的飲食就是充分攝取含鈣與鎂的飲食，
但也要記得追求營養均衡的飲食。

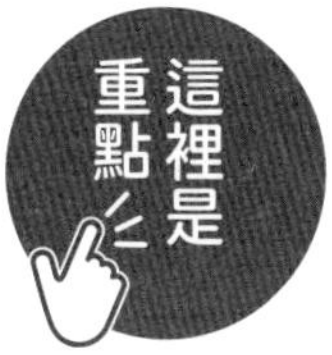

「飲食」是健康的基本，也是影響工作成果的要因，
還請大家務必記得這點。

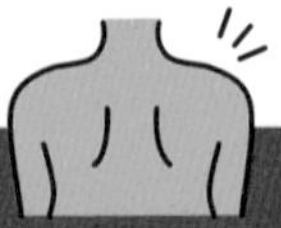

喝水能活化副交感神經

第2章提過，人體的組織與組織之間，有「筋膜」這種不可思議的組織。

筋膜是富含水分的「鬆垮組織」，扮演著潤滑油的角色，幫助肌肉能夠自由活動。

一旦水分停止流動，筋膜就會水腫，肌肉就沒辦法靈活運動。

但另一方面，筋膜的水分減少也同樣會有問題，一旦水分減少，筋膜就無法充分扮演潤滑油的角色。

此外，如果身體脫水，血液循環也會跟著變糟，這也是造成肌肉「僵硬」與「疼痛」的原因。由此看來，充分地補給水分的習慣有多麼重要，還請大家盡可能多喝水。

成人標準大概是一天喝兩公升。

喜歡喝咖啡或是酒的人，更要積極補充水分

特別需要注意的，是那些即使補充了水分卻依然大量流失的人。具體來說，就是特別喜歡喝具有利尿作用的咖啡的人，或者是經常喝酒的人。

想必很多人都知道，咖啡因與酒精都會加速水分排出體外。

所以才更需要補充水分。

就算再怎麼喜歡喝咖啡，也千萬不要在工作的時候猛喝咖啡，盡可能輪著喝水或是無咖啡因的茶。

喝酒時，也一定要準備稀釋的水。

除了喝烈酒之外，喝啤酒也要準備水。最理想的狀況是酒與水輪著喝。

水有調整自律神經的效果

喝水還有另一個效果。

那就是能調節自律神經。

當水抵達腸胃，幫助我們切換到放鬆模式的副交感神經就會變得活躍，身體便會放鬆下來，「僵硬」與「疼痛」的毛病也會得到緩解。

之所以在眾人面前發表意見或是緊張的時候要喝水就是這個道理。

簡單來說，喝水是最快速放鬆的方法之一。

順帶一提，當交感神經活躍，切換成緊繃模式之後，呼吸會變得又淺又急促。能瞬間改善這個狀況的是嘆氣，因為「哈～」的一聲就能讓人進行長且深的呼吸。

有些人看到別人因為煩惱而嘆氣時，會跟對方說「嘆氣會趕走幸福」，但從醫學的角度來看，嘆氣反而是讓副交感神經活化，使身體放鬆的好習慣。如果覺得壓力很大，不妨在沒有他人的地方嘆氣吧。

讓我們重返正題，**建議大家每天早上起床後先喝一杯水。**

如此一來，讓腸胃受到刺激，排便也會變得順暢，還能讓副交感神經適度地甦醒，帶著和緩的心情開始一整天的活動。

如果能夠搭配「肩胛骨鬆開」伸展操或是其他的運動，就能讓交感神經變得活躍。當交感神經與副交感神經都正常運作，自律神經自然會穩定下來。

每天早上喝一杯水、做做簡單的運動，是最簡單有效地預防肌肉「僵硬」與「疼痛」的方法，還請大家養成這個習慣。

這裡是重點

早上喝一杯水，一整天喝夠兩公升的水。
養成積極補充水分的習慣。

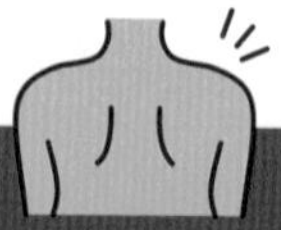

通勤時也要注意！
慎選會讓肩膀僵硬與不僵硬的衣服

每天穿的衣服也會影響肌肉是否變得「僵硬」。

想必很多人都有過穿著很緊的外套，結果肩膀變得更僵硬的經驗對吧？

所以選擇衣服時，最好不要選擇太緊的衣服。

冬天重視衣服的「輕盈」，
夏天重視衣服的「保暖」

大部分的人在冬天都會穿上厚且暖的衣服，**但穿著太厚的衣服有可能會讓身體變得很笨重與僵化。**

建議大家可多穿薄外套與毛衣。

厚重的衣服也容易造成肩膀僵硬的問題，所以請盡可能選擇輕盈的衣服，**如果要禦寒的話，羽絨衣是最佳的推薦。**

最近市面上出現不少又輕又保暖的機能性羽絨外套，以及能穿在外套裡面的內搭羽絨衣，還請大家多穿這類衣服。

反之，夏天該注意的是不要讓身體降溫，因為大部分的人在冬天都會穿著保暖的衣服，所以不會有什麼問題；但是到了夏天，常常穿著單薄的衣服，然後一直待在冷氣房裡面。

肩頸、腰部若是變得冰冷，血液循環就會變差，「僵硬」與「疼痛」情形就會惡化，尤其是手腳容易冰冷的女性更要注意這點。

因此夏天的時候，盡可能不要穿著脖子一帶外露的衣服待在辦公室。可以準備披肩或是針織衫，然後在工作的時候披在肩上，避免脖子一帶著涼。

減輕包包的重量，便可減少肩膀的負擔

另一個與衣服一樣需要注意的部分就是上班時的包包。

想必大家都能體會背著沉重的包包去上班，對身體造成的沉重負擔，肩膀也因此變得很僵硬這件事對吧。

尤其是手提公事包或是單肩背包都會向單邊身體施加壓力，身體的平衡就會走樣，這麼一來不只是對肩膀造成影響，也會對脖子與腰部造成不良的影響。

那麼能讓左右肩膀平均承受負擔的後背包又如何？這款的確是比手提公事包或是單肩背包好。

但也不是完全沒問題，因為當重量一直壓在兩邊肩膀的同一個位置，一段時間後，血液循環同樣會變得不佳。

更糟的是，因為後背包比較適合用來裝重物，反而會讓我們攜帶更多東西出門，也對身體造成更多負擔。

因此我建議在選擇手提公事包、單肩背包或是後背包之前，**先盡可能減少負擔，確認自己是否帶了不需要的東西。**

就算是每天放在包包裡面的東西，也一定會有不需要帶，或是能放在公司裡就好的部分，如果是這樣，請將這些東西拿出來。

目標就是上班的時候，讓包包盡可能地輕量化。

有時候甚至可以挑戰雙手空空，不帶任何東西去上班。

冬天重視「輕盈」，夏天重視「保暖」，包包盡可能「減重」。

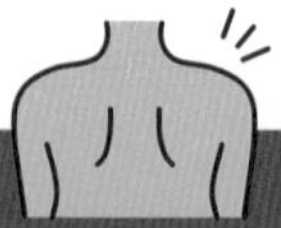

滑手機要注意時間與姿勢

滑手機的時候，脖子的傾斜角度越大，承受的重量越重，也會讓脖子失去應有的角度，這部分已在第1章的時候提過。

話雖如此，但因智慧型手機已成為現代人的必需品之一，不太可能不使用它，所以得想想該怎麼跟它相處。

最重要，也是最普通的一點就是每次滑手機的時間不要太久。

智慧型手機的用途很多，除了可以檢查工作的電子郵件，還能拿來玩遊戲，打發時間，所以一不小心就會越滑越久。

建議大家刻意減少一直盯著手機螢幕的時間。

比方說，在搭乘公車或捷運的時候可利用耳機聽音樂就好，而不要低頭瀏覽畫面。

如果是電子郵件的話，可以等到了公司再用電腦來確認內容。

至於手機遊戲則建議解除安裝吧。

調整滑手機的姿勢就能緩解「僵硬」與「疼痛」

另一個要請大家注意的是：調整滑手機的姿勢。

滑手機時，千萬不要頭部前傾，盡可能讓脖子打直，別讓脖子承受頭部的重量。

為此，在滑手機的時候，盡可能將手機拿到與臉部差不多高的位置。

具體來說，就是將空著的那隻手放在拿手機的那隻手下方，即類似雙手抱胸的

■ 滑手機的理想姿勢

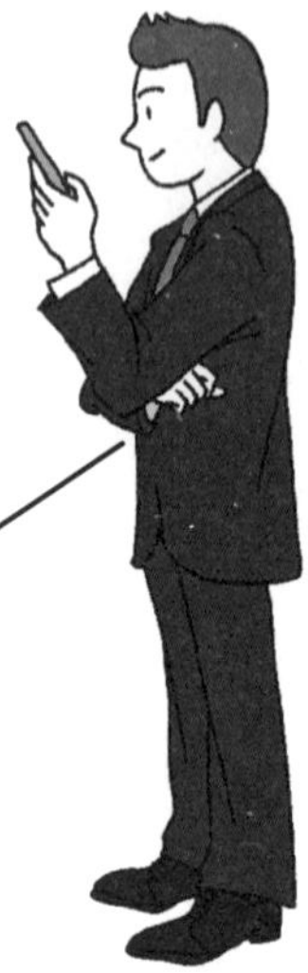

動作，用另一隻手撐著拿手機的手。

因為手機拿高一點固然是好事，但也不能讓拿手機的手一直懸著，不然會造成肩膀肌肉的負擔。

如上圖所示，讓拿著手機的手有地方可以靠才是重點。如果是坐著滑手機，則可以蹺腿，或是將包包放在膝蓋上面，當成支撐手臂的底座。

不過，不管是哪種姿勢，當然還是要盡可能地避免長時間滑手機。

這裡是重點

滑手機的時候，要注意手臂是否有支點。

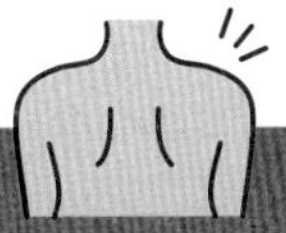

按摩店也有意外的好處？

在此也建議大家去按摩，把這件事培養成紓緩「僵硬」或「疼痛」的生活習慣。

不過我得說，按摩是否「有效」，端看按摩師傅的技術。

如果是技術不夠好的師傅，就無法鬆開深層肌肉，只能鬆開身體表面的肌肉。

某種程度來說，「肩胛骨鬆開」伸展操反而比較能有效鬆開深層肌肉。

按摩店會對心理帶來良好的影響

我的意思不是去按摩沒有意義，因為按摩有不容忽視的效果。

讓陌生人按摩其實是一種超乎日常的體驗，而這種體驗本身就是一種愉悅，能讓人的心情變好。

另一個效果是「療癒與鼓舞」的效果。

在按摩的時候，按摩師通常會告訴我們「這裡比較僵硬喔」、「這裡很痛對吧？」**當別人能夠體會我們有多麼不舒服時，我們就能得到安慰，再加上師傅會按得很舒服，內心就更加能被療癒。**

按摩師傅通常很懂得傾聽，有時候回過神來才發現，自己正在跟按摩師傅抱怨「公司裁員，害我忙死了」、「聽不懂人話的上司實在很討厭」，這也能幫助我們紓解壓力。

自己的辛苦得到認同、內心得到療癒的話，就能充滿活力。

如此一來，就能告訴自己「雖然生活很辛苦，但還是要多加油」，為自己加油。

按摩也有這種鼓舞的效果。

有時候還能夠發現之前沒發現的「肌肉僵硬問題」

除此之外，有些按摩師傅還會跟你說「這裡很僵硬喲」，讓你發現本來沒發現的問題；讓你的身體暫時輕鬆一些，給你「努力運動的話，身體說不定會變好」等這類期待。

努力改善生活習慣很重要，但偶爾借助別人的力量，幫助自己改善生活習慣也是很不錯的選擇。

這裡是重點

按摩也有「療癒」的效果。

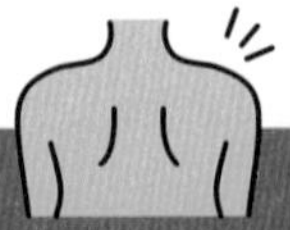

覺得疲勞就不要努力

希望從書中學到紓解肌肉「僵硬」與「疼痛」的方法，然後提升工作表現的人，應該都是很上進，相信自助天助的人對吧。

正在閱讀本書的你，一定是別人眼中的拚命三郎。

正因為如此，你也要適時地提醒自己「偶爾不要努力」。

「再加油一下」會讓自律神經變得紊亂

序章與第1章都說明了自律神經與肌肉「僵硬」、「疼痛」之間的關係。

肩膀僵硬、脖子痛、腰痛，都會讓自律神經變得紊亂，如此一來，血清素這種荷爾蒙就會分泌不足，壓力也會因此不斷累積。

有時候情況剛好相反，自律神經失調之後，壓力變得更大了，肌肉因此更加僵硬與疼痛。

前面也多次強調過，調整自律神經有多麼重要。

自律神經容易失調的人，往往都是太過努力的人。

就算已經承受了巨大的壓力，還是一直努力。這種人往往在遇到壓力時，會變得更努力，更想解決造成壓力的原因。

有時候就是會遇到必須要立刻解決的問題，例如工作上的問題就得立刻處理，這時候當然得努力解決；但如果可以，不妨向別人求援，減輕自己的負擔吧。

如果是不需要立刻解決的問題就延後吧，稍微休息一下再處理，往往能夠得到不錯的結果。

如果是能讓別人接手的問題，就讓別人接手吧。

長期被肌肉「僵硬」、「疼痛」這類問題煩惱的上班族，通常都是太過努力的人。請這樣的人稍微換個想法，試著讓自己「忙裡偷閒」吧。

因為身心的狀況好轉，工作表現自然會變得更好。

這裡是重點

越有責任感，越努力的人，
要把「調整身體狀況視為一種責任」喔。

第 5 章　總結

- 選擇沒有椅背的椅子比較不會變成「骶坐」的坐姿，也能減少身體的負擔。
- 要注意睡覺的時候，身體是否「僵化」。打造能順利翻身的睡眠環境。
- 有肌肉「僵硬」與「疼痛」煩惱的人，可積極攝取鈣與鎂，幫助肌肉收縮。
- 不管是生理還是心理，喝水都是一件非常重要的事。以一天喝 2 公升為目標吧。
- 冬天的上班服裝要重視「輕盈」，夏天則要重視「保暖」，此外，也要想辦法減輕包包的重量。
- 滑手機的時候，要用空著的手撐住拿手機的手，藉此讓手機固定在高處。
- 越是認真的人越要提醒自己，不要在覺得疲勞的時候還努力。

特別附錄 1

瞬間解除疼痛！
四十肩、五十肩的應急法

四十肩、五十肩不是肌肉的毛病，是關節出問題

「肩膀僵硬讓人一直很不舒服耶！」

「對啊，我也有五十肩的問題，很痛苦對吧！」

大家是不是常在職場聽到這類對話？

其實我也曾是深受五十肩所苦的人。接下來我要介紹一些自己親身體驗過的方法，幫助大家立刻緩解四十肩、五十肩的不適症狀。

■ 旋轉肌袖

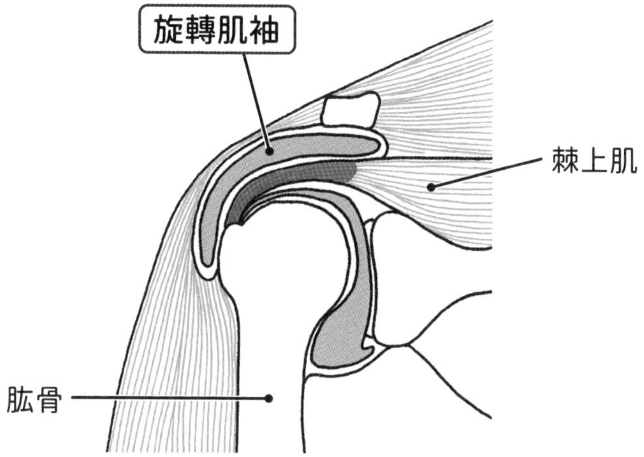

許多人都以為，四十肩、五十肩與肩膀僵硬是類似的毛病，甚至會認為，肩膀僵硬若是變得更嚴重，就是四十肩或五十肩，但其實肩膀僵硬與四十肩、五十肩是兩碼子事。

一如本書之前所介紹的，肩膀僵硬是肩膀肌肉的問題。

但是，四十肩與五十肩則是肩膀關節的問題，與肌肉無關。

連接肩胛骨與二頭肌肱骨的是肩關節，而這裡還有連接骨頭與肌肉的「旋轉肌袖」(rotator cuff

muscle）。

旋轉肌袖會隨著年齡增長而磨損、受傷，還會慢慢地劣化。

到了四十幾歲、五十幾歲之後，就會出現「肩膀痛得抬不起手臂」的症狀。

這就是四十肩、五十肩的真面目。順帶一提，「四十肩」與「五十肩」其實是同一種症狀，不同的只有名稱而已。

肩膀僵硬與四十肩、五十肩雖然是不同的症狀，但兩者卻有著密不可分的關係。

一旦四十肩、五十肩找上門，肩膀就會非常疼痛，手臂也會痛得抬不起來。

有些人則是會在綁圍裙的帶子時，或是其他需要將手臂繞到背後的動作時，痛到沒辦法完成。

有些人則是沒辦法將頭髮綁到後腦杓，或是沒辦法讓手臂穿過襯衫的袖子。

不管是哪種情況，都是肩膀的關節痛到沒辦法舉手的症狀。

如此一來，就得為了抬起不方便的手臂而動到肩胛骨附近的肌肉。**主要使用的就是斜方肌。這也是最容易引起肩膀僵硬的肌肉。**

為了讓四十肩、五十肩的肩關節動起來而頻繁使用斜方肌的話，當然會更容易引起肩膀僵硬的問題。

所以本來就有肩膀僵硬問題的人若是出現了四十肩、五十肩的症狀，肩膀通常會變得更加僵硬。

此外，對於白領上班族來說，不論是四十肩、五十肩或肩膀僵硬都會讓工作效率下滑，這也可說是這三種症狀的共通之處。

醫師為了自己而設計的四十肩、五十肩應急術

那麼該如何面對四十肩與五十肩呢？

基本上，紓緩肩膀僵硬的方法也能處理四十肩與五十肩的問題，還請大家試著應用本書之前介紹的方法。

不管是四十肩還是五十肩，改善的第一步就是先活動。

肩關節其實是很常活動的部位。

人類的手臂與猴子、類人猿的手臂一樣，都能攀著樹枝；在樹枝之間移動間，也能使用道具或是組裝道具，完成許多細緻的動作。而讓這些動作化為可能的就是肩胛骨。肩關節的可動範圍非常大，所以我們的手臂才能如此靈活。

不過，現代人，尤其是白領上班族，每天的生活都以操作電腦或智慧型手機為主，很少做其他的活動。

結果就是特定部位一直承受著負擔，關節也因此快速劣化。一般認為，這就是四十肩、五十肩的患者越來越多的原因。

如此說來，只要能讓肩膀重新自由活動，就能解決這類問題。

在之前介紹的訓練之中，最推薦的就是「肩胛骨鬆開」伸展操。

這套伸展操除了能紓緩肩膀僵硬的問題外，還能讓肩胛骨動起來，連帶地活動肩關節。

另一個要推薦的是「推壓紓緩」按摩。

前面提過，四十肩或五十肩是關節問題，不是肌肉問題。
那麼為什麼治療肌肉的「推壓紓緩」按摩能解決四十肩與五十肩的問題呢？

這是我從過去的經驗得到的答案。

差不多在三年多前，我的五十肩非常嚴重。
一開始吃了藥，也在關節打了針，試了許多我自己用來治療患者的方法，但不知道是不是這些方法不太適合我，症狀一直沒有改善。

正當我思考下一步該怎麼辦的時候，我得到了「釋放筋膜」這個概念。

顧名思義，筋膜就是包覆肌肉的一層膜，我們要做的就是釋放這層膜。意思即鬆開這層膜，讓肌肉變得更靈活，而這種概念就稱為「釋放筋膜」。一般來說，會使用生理食鹽水來釋放筋膜。
對肩關節附近的肌肉進行筋膜釋放，就能改善五十肩情況。

實際注射之後，的確看到明顯的效果。疼痛紓緩許多。

話說回來，沒多久效果就消失了，肩膀又開始痛起來。一般來說，得不斷重覆這個療程，才可使肩膀慢慢變得靈活。

於是我便想到，如果自己按摩、釋放筋膜的肌肉，應該也能有效解決五十肩的問題吧。

當我立刻實踐推壓紓緩按摩，果然跟我預期的一樣，活動肩膀時，疼痛紓緩許多。

在我不斷地以這種按摩方式治療之後，五十肩便慢慢地痊癒了，而且我也請了其他有五十肩的人嘗試這個方法，也確認這個方法的確有效。

這個按摩方式的治療對象主要是兩條肌肉。

其中一條是「棘上肌」，也就是肩膀後面肩胛骨到肱骨這一帶的肌肉。

第2章也提過，當這條肌肉變得僵硬，手臂就沒辦法水平地抬起來。

「推壓紓緩」按摩的步驟已在第2章介紹過，也就是將肩膀會痛的那隻手水平抬起來，然後扶住牆壁，讓棘上肌得以伸展；接著在這種情況下，利用另一隻手朝著圖中的箭頭方向按摩。

如果你覺得將手繞到背後有點困難，可以請家人幫忙按摩。

另一條要治療的是「胸小肌」。這是在胸部肌肉之中，最接近腋下的肌肉，也與肩胛骨連接。

如果是駝背、圓肩的人，胸小筋往往特別僵硬，手臂很難繞到背後。這條肌肉也能如圖所示，讓手抬到水平的高度再抵住牆壁，讓患部的肌肉伸展，再由上而下推壓按摩。

明明四十肩、五十肩的問題是關節，為什麼按摩周邊的肌肉能夠紓緩疼痛呢？

■ 棘上肌與胸小肌的按摩

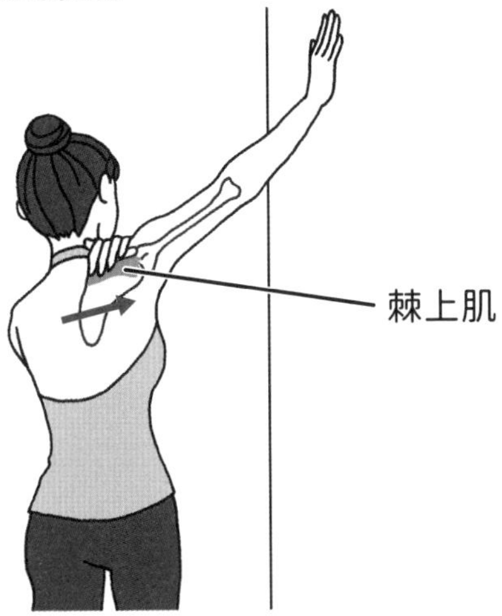

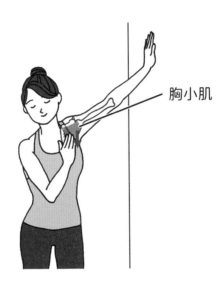

雖然箇中原理還未完全釐清，但應該與關節附近的肌肉水腫有關。活動手臂，旋轉肌袖就會碰到水腫的肌肉，肌肉因此會發疼。換言之，只要消除肌肉的水腫，使肌肉變得苗條，旋轉肌袖就不會碰到肌肉。

在此建議大家在實踐這套四十肩、五十肩的應急術時，可搭配前面介紹的訓練。

特別附錄 2

讓疼痛與疲勞完全消失！大幅提升工作效率的一日生活

如何一整天都維持高效率的表現？

基本——調整自律神經，多活動身體的生活

這個「特別附錄2」的主旨，是整理本書介紹的各種方法。同時也會介紹一整天的流程，還請大家試著在自己的生活中實踐看看。

要一整天都維持高效率的表現，基本上要做到：

① **調整自律神經**

② **多活動身體**

這兩點。

調整自律神經就是讓掌管緊張模式的交感神經與負責放鬆模式的副交感神經正常運作。

大部分的上班族都過著緊張模式的生活，所以需要適度地放鬆。

此外，也要找機會活動身體，預防身體僵化。

接下來會介紹一些與上述兩點有關的行動，但都是再平凡不過的生活習慣。

話雖如此，許多人都做不到這些理所當然的事情，而且現代人的生活往往連這些理所當然的事情都無法輕易實踐。

可以的話，還請大家從做得到的部分開始逐一實踐。

起床

① 醒來後，不要立刻起床，先在棉被裡面窩一會兒。

可以翻翻身，動一動身體，試著讓雙腳與肩膀輕鬆地動一動。

這麼做可以預防落枕與閃到腰。

② 起床後，先喝一杯水。

這可調整自律神經，促進排便。

③ 洗臉前，如果覺得有些肌肉很緊繃，可以先做做「推壓紓緩」按摩，之後可站在鏡子前面做「肩胛骨鬆開」伸展操以及「骨盆鐘擺」運動，鬆開身體。

上班的時候

① 早點出門，讓自己帶著從容的心情工作

早上急著出門會讓交感神經過度興奮，自律神經會因此陷入混亂。建議大家搭乘早一班的電車，不要讓自己陷入趕電車的窘境。光是這樣，心情就會輕鬆不少。

②搭電車的時候，要注意滑手機的姿勢，也不要太過專心滑手機。

工作的時候

①工作時，每15分鐘調整坐姿一次，每30分鐘站起來動一動。

②休息時，做做「肩胛骨鬆開」、「骨盆鐘擺」、「靠牆背部伸展」這三種訓練。身體應該會輕鬆不少。

③也要記得多補充水分，讓自律神經保持穩定。

回家後

有時候能夠早點回到家，有時候則會因為加班而比較晚回家，但不管是哪種情況，建議大家回到家之後，為自己預留一段悠閒放空的時間。

這是為了調整自律神經與消除疲勞，不要「因為很累而立刻睡覺」，而是「在睡覺之前，讓疲勞慢慢地消失」，這樣也能提升睡眠品質。

洗澡

①洗澡前先推壓按摩疲勞的肌肉，再做做「肩胛骨鬆開」、「骨盆鐘擺」、「靠牆背部伸展」這三種訓練，讓自己稍微流點汗。

②用自己的方式享受洗澡。但如果覺得很累，就不要洗太久。

因為洗澡洗太久，會消耗體力。

③泡澡要泡到肩膀位置。

這是為了促進肩胛骨附近肌肉的血液循環。

睡覺時

①**睡覺前，先準備隔天需要的東西**。

這麼做可避免早上急著出門。雖然很像是小學生才做的事，但其實這麼做能讓自律神經保持穩定，是非常重要的事。這點照顧自己的小事就是讓心裡保持穩定的祕訣。

②**睡覺時，在枕頭旁邊準備一杯水**。

因為睡覺會流汗，也容易脫水。

③**躺到床上之後，試著翻身一到兩次。這是讓自己在睡覺時翻身的練習**。

實際確認身體能夠自由地翻身後，再安穩地進入夢鄉。

以上就是消除肌肉「僵硬」與「疼痛」，整天維持高效能的生活習慣。

一般來說，很難一下子培養這些習慣，所以建議大家在日常生活之中，按部就班地養成這些習慣。

從長遠的角度來看，每天這些小變化將改變人生。

結語

「明明是一本為了讓有肩膀僵硬煩惱的人所寫的書，絕對不能變成讀完後，肩膀反而變得僵硬的書。」

我在寫這本書的時候，一直都如此告誡自己。

內容過於艱澀，每一頁都塞滿了文字，像是百科全書的書籍就算內容再優異，也會讓讀者肩膀僵硬……。

為了避免這件事發生，所以決定寫得淺顯易懂，再搭配圖案或插圖說明。

即使如此，還是想多介紹一些知識與技巧，幫助讀者解決肩頸、腰部的毛病，以及各種不適症狀。

最終便秉持著這個想法寫完了本書。

本書介紹的知識與技巧都以不是疾病造成的肌肉僵硬或疼痛為前提。

如果有發燒、手腳麻痺這些症狀，或是在洗澡、睡覺的時候，肩頸或腰部越來越痛，抑或這類疼痛持續了一個月以上，請到骨科接受檢查，確定這些疼痛是否與疾病有關。

最後有件事想再強調一遍。

那就是「人類也是動物」。

這句話有兩個意思。

一個是人體被設計成方便活動的構造。我們與植物不同，不能一直靜止不動。

所以若是一直維持相同的姿勢，身體就會變差。辦公室工作會讓身體一直承受極大的負擔，而肌肉「僵硬」與「疼痛」就是表徵之一。

或許工作方式沒辦法說改變就改變，但還是可以找空檔活動身體。

請大家務必多多實踐本書介紹的方法。

「人類也是動物」還有另一個意思。

那就是人類有「心」。其他動物或許也有「心」，卻不似人類，能夠擁有如此高階的認知能力與精神。

「心」可說是人類與其他動物之間的區別。

所以「心」非常重要。

人生大部分的煩惱都來自於內心。

現代社會也越來越重視這類「心理問題」。沒有上班族沒有壓力，或是能夠完美地消化壓力。

所以我們都必須認真面對內心的問題。

不過，大家千萬不要忘了人類也是動物這點，支撐人類內心的是我們身為動物的身體。

大家都知道，要想幸福地生活，身體就得保持健康。

除此之外，心理的健康與心情的穩定，與身體是否健康息息相關，想必大家

已經透過本書知道這件事。

比方說，要是內心充滿了徬徨、不安或是不滿，就會陷入憂鬱。

對未來失去期待。

覺得現在的工作很無聊，人生一點都不踏實。

這類「心理問題」有時其實源自肌肉「僵硬」、「疼痛」這類生理問題。

希望大家能透過本書了解調整身體的狀況，就能讓心理保持健康這個道理。

白領上班族的大家每天都絞盡腦汁地工作，但其實真正影響工作效能的是身體。

最後要感謝在本書執筆過程提出許多建議的粟飯原孝人，協助製作原稿的川端隆人，以及幫忙編輯的 KANKI 出版的重村啟太，在此由衷地獻上感謝。

但願本書能幫助大家提升工作表現，以及擁有幸福的人生。
也希望這本書能在大家覺得身體有些不舒服的時候幫上忙。

肩、頭、腰、脖痛完全消除！
上班族痛點與疲勞根源一次找出，日本脊椎醫教你從體內放鬆的最強訣竅

作者　遠藤健司
譯者　許郁文
責任編輯　陳姿穎
內頁設計　江麗姿
封面設計　任宥騰
資深行銷　楊惠潔
行銷主任　辛政遠
通路經理　吳文龍
總編輯　姚蜀芸
副社長　黃錫鉉
總經理　吳濱伶
發行人　何飛鵬
出版　創意市集 Inno-Fair
城邦文化事業股份有限公司
發行　英屬蓋曼群島商家庭傳媒股份有限公司
城邦分公司
115台北市南港區昆陽街16號8樓

城邦讀書花園　http://www.cite.com.tw
客戶服務信箱　service@readingclub.com.tw
客戶服務專線　02-25007718、02-25007719
24小時傳真　02-25001990、02-25001991
服務時間　週一至週五9:30-12:00，13:30-17:00
劃撥帳號　19863813　戶名：書虫股份有限公司
實體展售書店　115台北市南港區昆陽街16號5樓
※如有缺頁、破損，或需大量購書，都請與客服聯繫

香港發行所　城邦（香港）出版集團有限公司
香港九龍土瓜灣土瓜灣道86號
順聯工業大廈6樓A室
電話：(852) 25086231
傳真：(852) 25789337
E-mail：hkcite@biznetvigator.com

馬新發行所　城邦（馬新）出版集團Cite (M) Sdn Bhd
41, Jalan Radin Anum, Bandar Baru Sri Petaling,
57000 Kuala Lumpur, Malaysia.
電話：(603)90563833
傳真：(603)90576622
Email：services@cite.my

製版印刷　凱林彩印股份有限公司
初版 1 刷　2025年2月

ISBN　978-626-7488-56-0 ／定價 新台幣 420 元
EISBN　9786267488522 (EPUB) ／電子書定價 新台幣 294 元

Printed in Taiwan

※廠商合作、作者投稿、讀者意見回饋，請至：
創意市集粉專 https://www.facebook.com/innofair
創意市集信箱 ifbook@hmg.com.tw

國家圖書館出版品預行編目資料

肩、頭、腰、脖痛完全消除！上班族痛點與疲勞根源一次找出，日本脊椎醫教你從體內放鬆的最強訣竅/遠藤健司著；許郁文譯. -- 初版. -- 臺北市：創意市集, 城邦文化事業股份有限公司出版：英屬蓋曼群島商家庭傳媒股份有限公司城邦分公司發行, 2025.2

面；　公分

譯自：肩・首・腰・頭 デスクワーカーの痛み全部とれる 医師が教える最強メソッド

ISBN 978-626-7488-56-0(平裝)

1.CST: 肌筋膜放鬆術 2.CST: 按摩 3.CST: 健康法

418.9314　　113016171

國家圖書館出版品預行編目資料

最愛是詞・精選／張麗珠著. -- 初版. --
臺北市：五南圖書出版股份有限公司,
2022.04
面；　公分
ISBN 978-626-317-294-4（平裝）

1.詞

823　　110017270

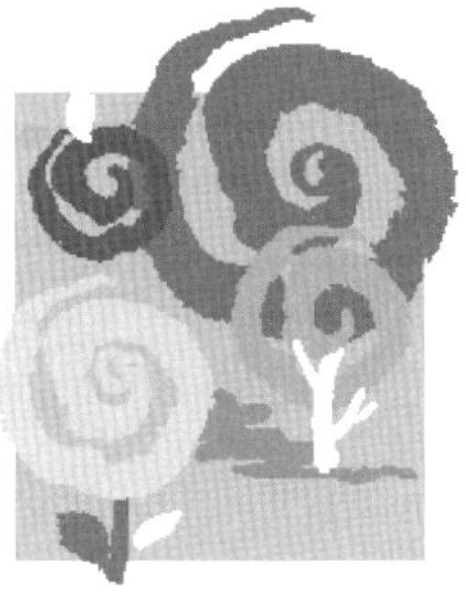

1XMB 詩／詞／曲選系列

最愛是詞・精選

作　　者 — 張麗珠
發 行 人 — 楊榮川
總 經 理 — 楊士清
總 編 輯 — 楊秀麗
副總編輯 — 黃惠娟
責任編輯 — 吳佳怡
封面設計 — 王麗娟
出 版 者 — 五南圖書出版股份有限公司
地　　址：106台北市大安區和平東路二段339號4樓
電　　話：(02)2705-5066　　傳　　真：(02)2706-6100
網　　址：https://www.wunan.com.tw
電子郵件：wunan@wunan.com.tw
劃撥帳號：01068953
戶　　名：五南圖書出版股份有限公司

法律顧問　林勝安律師事務所　林勝安律師

出版日期　2022年4月初版一刷
定　　價　新臺幣420元

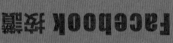

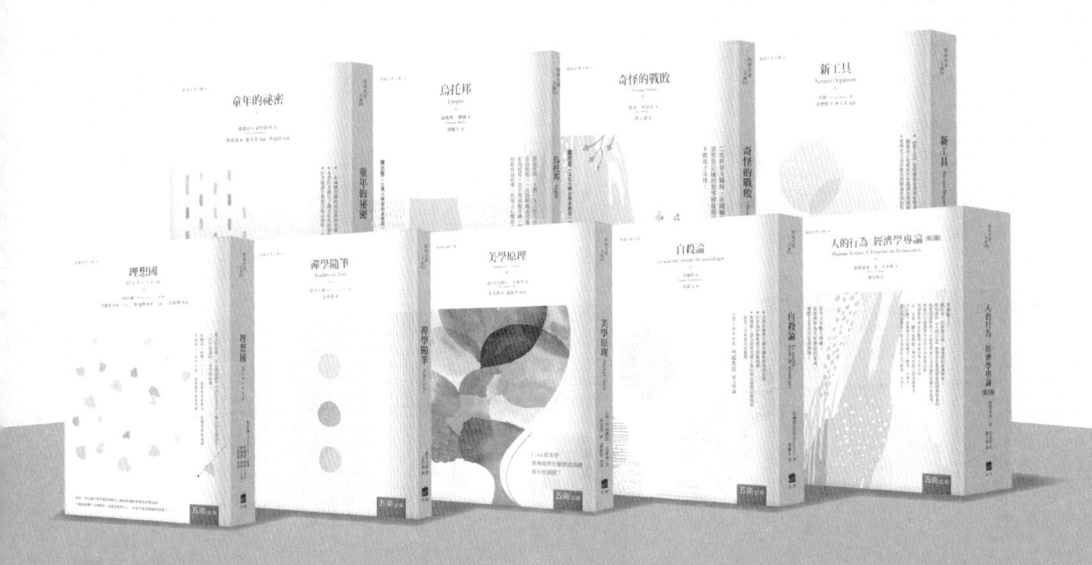